Verantwortung

oder

Der König in Gummistiefeln

1. Auflage 10/2022

www.cajus-verlag.de

Covergestaltung & Bilder: Michael Reichel

Lektorat: Bianca Gubalke

Druck: omb2 Print GmbH, München

Printed in Germany

Facebook: "Die Krebsschere"

Instagram: Miriam.reichel

www.miriam-reichel.com

ISBN: 978-3-945176-07-8

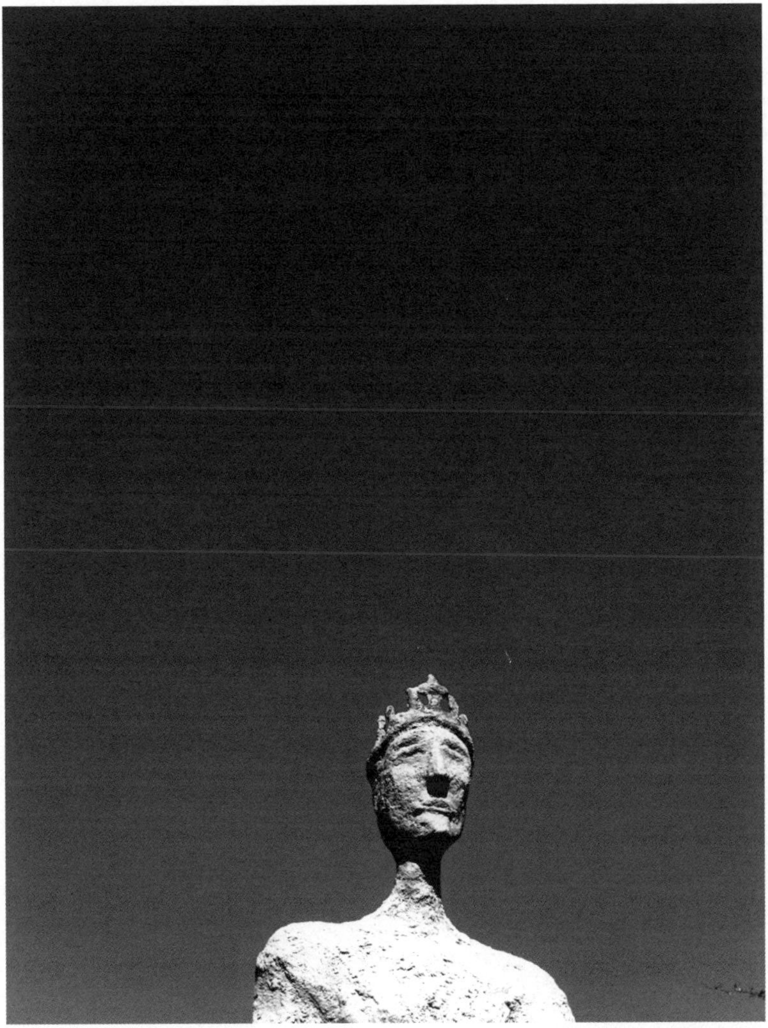

Für Michael und meine Söhne, die wichtigsten Menschen in meinem Leben.

Inhaltsverzeichnis

Verantwortung

oder

Der König in Gummistiefeln

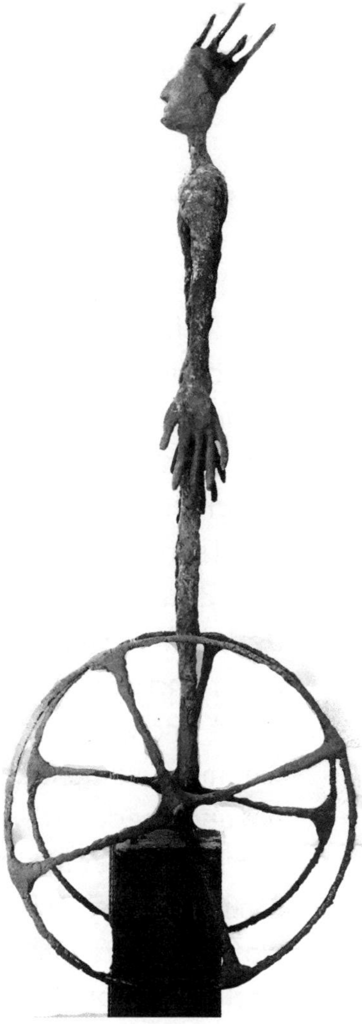

„**Verantwortung** ist vorrangig die Fähigkeit, das eigene Können und die möglichen Folgen von Entscheidungen einzuschätzen und so zu handeln, dass die erwarteten Ziele mit größter Wahrscheinlichkeit erreicht werden." [1]

---

[1] Wikipedia

„Und jedem Anfang wohnt ein Zauber inne, der uns beschützt und der uns hilft." [2]

1. Der König in Gummistiefeln

Ein neues Buch zu beginnen hat einen ganz besonderen Reiz. Die leeren Seiten verlangen einem einiges ab, denn alles ist noch offen, nichts endgültig beschlossen. Die Richtung mag bedacht sein, dennoch ist sie noch nicht eingeschlagen. Noch ist es ein unbeschriebenes Blatt und wie Hermann Hesse sagte: „Jedem Anfang wohnt ein Zauber inne."

Der Zauber eines Neuanfangs ist etwas ganz Besonderes. Man weiß noch nicht, wie sich das Buch entwickelt und was sich aus jedem Kapitel ergibt. Vielleicht sieht man, nachdem man sich so lange mit einem Thema auseinandergesetzt hat, alles ganz anders, als anfangs gedacht?

Nur der Titel steht und fordert mich in besonderem Maße heraus! Ich stelle mir unweigerlich die Frage, wofür wir Verantwortung tragen? Ich werde in den nächsten Monaten viele Bücher und Interviews unter dieser Prämisse lesen. Ich setze mir sozusagen die Brille der Verantwortung auf und werde sehen, was geschieht. Wird sich etwas in meinem Leben verändern, wenn ich mehr Verantwortung übernehme? Werde ich Bereiche finden, von denen ich dachte, sie

---

[2] Hermann Hesse |"Lebensstufen"

lägen nicht in meiner Verantwortung - und sie tun es doch? Bringt mich die Eigenverantwortung zu besseren Entscheidungen, mehr Zufriedenheit und Glück? Ist sie die Grundvoraussetzung für ein psychisches Wohlbefinden?
Wofür tragen wir überhaupt Verantwortung? Wo fängt sie an und wo hört sie auf? Oder aber liegt gar nichts in unserer Verantwortung? Genau dieser Frage möchte ich nachgehen. Manche beantworten diese recht sportlich mit: „Alles liegt in unserer Verantwortung!" Andere sagen konstant: „Was kann ich denn dafür?" Liegen Wahrheit, Glück und Zufriedenheit irgendwo dazwischen? Und wo findet Heilung statt?

Noch übermannt mich der Gedanke, dass wir für alles Verantwortung haben könnten. Noch ist mir dieser Ansatz zu groß. Auf der anderen Seite erfreut mich die Idee, dass ich Einfluss auf eine Veränderung haben könnte. Als ich krank war, hat mir diese Einsicht das Leben gerettet. Vielleicht kann diese These aber noch viel mehr?
Gleichzeitig schreit mein Inneres: Ich habe nichts mit der Ungerechtigkeit dieser Welt zu tun! Ich habe nichts mit dem Zweiten Weltkrieg zu tun! Nichts mit der Shoah oder dem Hunger dieser Welt! Es kann gar nicht sein, denn ich war ja teilweise noch gar nicht auf der Welt!

Wende ich mich der Quantenphysik zu, so wird diese einfache Aussage schon wieder relativiert. Zeit ist nicht eindimensional. Wir laufen nicht auf einem Zahlenstrahl entlang. Vielleicht also habe ich auch für die großen Dinge dieser Welt eine Verantwortung zu tragen? Möglicherweise reicht es völlig aus, Eigenverantwortung zu übernehmen? Eventuell bin ich aber noch nicht einmal in der Lage dazu?
Ich bin gespannt, wo die Reise hinführt!

Es wird also um die Verantwortung im Großen, vielleicht aber auch nur im Kleinen gehen. Es wird so sein, wie es immer mit mir und dem Bücherschreiben ist: Ich werde oft zweifeln, ob es so oder so ist oder doch ganz anders. Ich werde meine Notizen in die Ecke schmeißen, ein bisschen toben und verzweifeln.
Manchmal werde ich aufwachen und denken: „Ach nein, ich habe nichts mit dieser Welt zu tun!" An anderen Tagen werde ich aufwachen und sagen: „Was habe ich mir für eine schöne Welt erschaffen!"

Tief im Inneren glaube ich, Ursprung von allem zu sein. An manchen Tagen möchte ich diese Idee aber ganz weit von mir weisen. Wäre es nicht viel besser, wenn es immer „die anderen" wären? Klar wäre es das, aber nicht, wenn wir etwas verändern wollen! Das ist leider die Krux der Geschichte.

In einem bin ich mir schon sicher: Unser Leben verändert sich massiv, wenn wir die Verantwortung übernehmen! Vielleicht auch nur soweit, dass wir uns trauen, auch als König Gummistiefel zu tragen, um uns nasse Füße zu ersparen.

„Der intuitive Geist ist ein heiliges Geschenk und der rationale Verstand ein treuer Diener."[3]

2. Neuanfang

Ein Neuanfang ist beides: ein bisschen verunsichernd und gleichzeitig aufregend. Ein Buch zu beginnen, Wort für Wort neue Seiten zu füllen, ist nicht anders. Auch hier tragen wir Verantwortung - und wenn es nur die ist, daraus etwas zu machen. In meinem Fall kommt noch eine Prise Anspruchshaltung dazu, nicht nur von mir selbst, sondern auch von anderen. Viele, die meine Bücher lesen, sind in einer besonderen Situation, die sie manchmal sogar als „ausweglos" bezeichnen. Natürlich habe ich den Anspruch, etwas zu schreiben, das anderen Menschen hilft und sie positiv verändert.

Selbstverständlich weiß ich auch, dass nur der Mensch selbst diese Veränderung erfüllen kann. Dennoch hoffe ich zu inspirieren oder eine neue Sichtweise zu eröffnen.

In meinen Beratungen und Krebsbegleitungsgruppen sehe ich mit Freude, wie diese Veränderung stattfinden kann und wie groß sie teilweise ist.

---

[3] Albert Einstein

Ich kann aber auch erkennen, dass dies vor allem dann geschieht, wenn ich selbst die Offenheit und Toleranz habe, alle Geschichten und Wege anzunehmen, ohne sie zu bewerten. Gelingt mir das, so können wir gemeinsam wachsen, indem wir neue Wege kennenlernen und beschreiten.
Manche Richtungen sind für mich verwunderlich und manche Veränderungen erstaunlich. Eine besondere Beobachtung ist, dass die Erkrankung die meisten Menschen, denen ich begegne, in ein ganz neues Feld führt. Nicht jeder heilt sich von seiner Krankheit, aber dennoch spüre ich sehr viel Heilung. Dinge werden angenommen und bearbeitet, die seit Jahren darauf gewartet haben. Menschen schließen Frieden miteinander, wo man gemeinhin glaubte: „Ach das wird nichts mehr!" Plötzlich fühlen sich die Kranken genötigt, etwas zu verändern! Ihre Erkrankung, die Diagnose oder Prognose treibt sie in eine Sackgasse. Hin und wieder stellt sich sogar die Frage nach Leben und Tod. Eine Weile sucht jeder im Außen und hofft, ein anderer würde das eigene Problem lösen - ein Arzt, Heilpraktiker, Homöopath, Familienaufsteller, ein Heiler, vielleicht sogar die Meditation oder eine andere Ernährung. Die angebotenen Therapien und Hilfsmittel werden mehr oder weniger dankbar angenommen und der Kranke macht und macht. Nicht immer konsequent und oft macht er auch nicht – aber auch das ist eine Handlung. Der Nachbar hat auch

noch einen Tipp und vielleicht wissen es auch Onkel oder Tante, der eigene Partner oder die beste Freundin besser?

Das gilt im Übrigen nicht nur für Krankheiten, sondern fast für alles. Sie ahnen gar nicht, wie viele Menschen mir schon erzählt haben, wie man Bücher schreibt, Verlage führt oder Kinder erzieht, obwohl sie nichts davon je selbst getan haben!
Man kann sich in ein Sammelsurium von Handlungsmöglichkeiten begeben. Gerade bei Krebs oder einer finalen Erkrankung – beziehungsweise der Bedrohung mit einem finalen Ausgang - wenden sich viele Menschen gerne einfach der nächstbesten Lösung zu. Oft ist es das, was wir gelernt haben. „Wenn ich krank bin, gehe ich zum Arzt. Der verschreibt mir was und nach einer Weile geht es mir wieder gut. Oder ich nehme dauerhaft Tabletten und ich glaube, mir geht es gut."
Wenn die üblichen Lösungsmöglichkeiten – die meist keine sind, sondern nur das Problem verschieben – nicht mehr funktionieren, beginnen die meisten zu suchen. Im Außen. Bei sich selbst suchen sie zuletzt. Auch ihre **Eigenverantwortung** kommt an letzter Stelle.

Vor kurzem habe ich eine nette Geschichte gelesen, die dieses Phänomen – und auch das der Verantwor-

tung – ganz gut aufzeigt. Um es etwas realistischer zu machen, nehmen wir mal an, jemand ist in Südafrika und die Regierung hat wieder einmal beschlossen, dass das Volk Strom sparen soll entweder, weil es eine gute Idee ist oder weil sie gerade zu wenig Strom haben, weil die Kohle nass geworden ist (was in Südafrika gerne mal als Argument verwendet wird), und manchmal schwimmen auch Fische in den Filter von Kraftwerken. Nun, warum auch immer, es wird also Strom gespart. Man nennt es „Loadshedding".
Da der betroffene Mensch aber weder in seine App gesehen noch die „Push"-Nachricht gelesen hat oder ganz einfach nicht daran dachte, dass das Licht ja ausgehen könnte, steht plötzlich im Dunkeln! Er weiß nicht so genau, was er tun soll, und beginnt an seinem Ehering zu spielen, bis ihm dieser vom Finger auf den Boden fällt. Er ist nicht organisiert, hat kein Handy zur Hand und auch keine Taschenlampe. So sucht er ein bisschen, bis ihm einfällt, dass sein Auto auf der Straße steht. Er könnte den Motor und den Scheinwerfer anmachen, dann hätte er Licht und könnte draußen weitersuchen. Gesagt, getan. So sucht der Mensch nach seinem Ehering, bis ein Nachbar mit seinem Hund vorbeikommt und fragt: „Was machst du?"
„Ich habe meinen wunderschönen Ehering verloren!"
Gemeinsam suchen sie im Licht des Scheinwerfers alles ab, können aber nichts finden.
„Wo genau hast du ihn denn verloren?"

„Na, im Haus!"

Wir suchen gerne im Außen. Wir hoffen, ein anderer strahlt auf uns ein Licht und übernimmt unser Problem. Unsere Verantwortung. Unsere Heilung oder Lösung. Na, schön wär's!

Meines Erachtens beginnt unsere Verantwortung bereits in unserem Denken. Unser Denken kreiert unsere Erfahrung. Wir sind also am Erleben unserer Welt direkt beteiligt und genau hier beginnt unsere Verantwortung. Das ist eine ähnlich gruselige Vorstellung wie ein Buch mit leeren Seiten! Andererseits ist da das Gefühl freudiger Erwartung, wie die Seiten des Buches oder auch des Lebens wohl gestaltet werden und ob wir am Ende unseres Lebens stolz auf unser Tun zurückblicken können?
Das Gleiche gilt für jedes Buch. Es liegt in der Verantwortung des Autors, ob es gut oder schlecht wird, und manchmal erfahren wir das erst viel viel später.

Natürlich ist es unsere Entscheidung, ob wir diese Verantwortung annehmen, so wie alles im Leben eine Entscheidung ist. Manchmal eine verdammt schwere! Doch wenn wir daran arbeiten und ein Quäntchen Glück haben, fallen uns diese Entscheidungen leicht. Wir entscheiden aus unserer Intuition, einem spontanen „ahnenden Erfassen", das vielen Menschen

verloren gegangen ist und das es wieder zu entdecken gilt. Die Intuition ist mehr als ein simples Bauchgefühl. Sie kommt eher einer Eingebung gleich und ist nicht die logische Schlussfolgerung eines langen Denkvorgangs. Es ist vielmehr die Fähigkeit, all unsere Erfahrungen und unser Wissen in Einklang zu bringen. Sie entspringt dem Vertrauen auf unsere innere Kraft, die uns oft – gerade bei Entscheidungen bezüglich einer Krankheit - fehlt.
Sobald wir aus der Intuition heraus Entscheidungen treffen, wird alles leicht. Wir hören auf zu zweifeln und machen andere nicht mehr für unser Leben verantwortlich. Wir sind uns sicher und können unserem Weg folgen. Für mich ist die Intuition ein großartiger Freund, der das Leben und Handeln sehr erleichtert. Mit dem Verlust der Intuition haben wir meist auch unsere Eigenverantwortung eingebüßt und damit einen sehr wertvollen Faktor für ein glückliches und erfolgreiches Leben aufgegeben. Viele sagen sogar, dass die Intuition einer der wichtigsten Punkte auf unserem Weg der Heilung ist. Intuition und Eigenverantwortung sind Begriffe, die bei allen Menschen mit einer „Spontanheilung" oder unerwarteten Vollremission fallen, wenn sie von ihrer Genesung erzählen.
In unsere Intuition können wir vertrauen. Es ist eine Art Urvertrauen, die innere Stimme, die uns sagt, wann wir auf dem richtigen oder falschen Weg sind. Manche Menschen vertrauen sich allerdings gar nicht.

Sie haben vergessen, was der Körper alles kann und was auch sie schon in diesem Leben geleistet haben. Sie reduzieren sich auf ihre Misserfolge und fokussieren sich nicht auf die Erfolge. Das nimmt ihnen das Gefühl einer inneren Stimme, der sie trauen können und lässt sie in einem Meer von Fragen, Tipps und Wegen, die alle eventuell richtig oder falsch sind. Sie gehen langsam unter.

Es wird daher Zeit, dass wir wieder Verantwortung für unser Handeln übernehmen und unsere Handlungen auch wirkliche Antworten sind - nicht aus Bequemlichkeit und Unüberlegtheit entstehende Taten. Es wird Zeit, dass wir uns selbst wieder vertrauen und zu unseren Entscheidungen stehen, wenn unsere Intuition uns sagt, dass wir auf dem richtigen Weg sind.

Packen wir's an!

Verantwortung zu übernehmen heißt, die Suche nach dem Schuldigen im Außen aufzugeben.

3. Verantwortung übernehmen oder dem Leben einen Sinn geben.

Entweder das Leben passiert und ich reagiere auf die verschiedenen Situationen oder ich übernehme die Verantwortung darüber, wie ich reagiere. Ich kann nicht alles bestimmen, was mir begegnet, aber ich habe immer die Entscheidung, wie ich auf diese Begegnung reagiere.

Der Sinn des Lebens

Wir alle kennen viele Erzählungen aus dem Dritten Reich und den Konzentrationslagern oder auch dem Leben im Warschauer Ghetto. Es gab Menschen, die haben sich aus Verzweiflung umgebracht oder sind an der erst besten Krankheit gestorben, und andere, die hielten bis zum Schluss durch und schafften es, ein Ziel für sich vor Augen zu halten. Aber warum?

Wir kennen verschiedene Beispiele, wie auch aus dem Film „Der Pianist" von Roman Polanski (2002).
Das Weiterleben des Pianisten Wladyslaw Szpilman war in erster Linie seinem Klavierspiel geschuldet. Das Instrument hielt ihn bei Sinnen und verschaffte ihm die Möglichkeit, auf all die Grausamkeiten zu

reagieren. Die Musik war seine Passion. Sein Sinn des Lebens. Sie half ihm in doppelter Hinsicht, denn sein Spiel überzeugte schließlich einen deutschen Offizier, ihm zu helfen.

La vita è bella

„Das Leben ist schön" von Roberto Benigni spielt in einem KZ. Um seinen Sohn zu beschützen und ihn vor der grauenvollen Realität zu bewahren, erzählt ihm Guido, der Aufenthalt sei ein kompliziertes Spiel, dessen Regeln sie genau einhalten müssten, um am Ende als Sieger einen echten Panzer zu gewinnen. Er navigiert seinen Sohn durch eine grausame Welt und zeigt ihm, wie man Freude empfindet, ganz gleichgültig, wo man lebt oder ist.

Ein weiteres Beispiel ist Viktor Frankl. Er war ein österreichischer Neurologe und Psychiater, der das Überleben mit dem Sinn begründet hat.
Wer im Leben einen Sinn sieht oder einer schrecklichen Situation einen Sinn geben kann (hier sind wir wieder im Aktiv und bei unserer Verantwortung für eine Sinngebung), der überlebt länger. Frankl hat nach seiner Befreiung aus dem KZ unter anderem - aus seinen dortigen Erfahrungen heraus - die Logotherapie entwickelt. Ihr Fazit lautete: Menschen befreien sich aus einer Krise (auch einer psychischen)

aufgrund der Sinngebung. Sie verschaffen ihrem Leben einen Zweck, der sie anders auf Umstände reagieren lässt, weil sie ein Ziel vor Augen haben: Etwas, das sie vom Leben möchten und erwarten. Frankl sah das Sinnstreben als eine primäre Motivationskraft des Menschen an. Er ging davon aus, dass der Mensch einen „Willen zum Sinn" hat und dieser herauszuarbeiten sei. Er unterschied sich damit wesentlich von den damals herrschenden Ideen. Nach der Psychoanalyse Freuds war der „Wille zur Lust" ausschlaggebend; in der Individual-Psychologie Adlers sei nach Frankl der „Wille zur Macht" maßgebend.[4]

> Das Leben selbst hat keinen Sinn.
> Wir geben ihm einen.

Viktor Frankl studierte in seiner Zeit im KZ die Eigenarten und Psyche des Menschen und kam zu dem Schluss, dass jeder Mensch selbst entscheidet, wie er auf eine Situation reagiert. Hat er einen Grund, eine Sinngebung, so kann er schlechte und grausame Zeiten und sogar die schlimmsten Krankheiten leichter überleben. Der Sinn lässt ihn förmlich überleben. Menschen, denen man die Hoffnung nahm, und die

---

[4] V. Frankl | „Der Wille zum Sinn." Huber, 2012, ISBN 978-3-456-85077-1.

plötzlich in ihrem Dasein gar keinen Zweck mehr sahen, sind schneller verstorben.
So spezifiziert er das Wesen von Existenz dahingehend, dass diese „eine Seinsart ist, und zwar das menschliche Sein, das *dem Menschen arteigene Sein*, dessen Eigenart darin besteht, dass es sich beim Menschen *nicht um ein faktisches, sondern um ein fakultatives Sein* handelt, nicht um ein Nun-einmal-so-und-nicht-anders-sein-Müssen [...], vielmehr um ein *Immer-auch-anders-werden-Können"*.

Immer-auch-anders-werden-Können".[5]

Daher sei die menschliche Existenz das einzige Sein, das nach dem Sinn konkreter Fakten und ihres eigenen Seins fragt.[6]

Dieser Sinn aber ist abhängig von jedem Individuum. Es gibt keinen allgemeinen Sinn oder eine universelle Sinngebung. Jeder Mensch muss selbst seinen Sinn,

---

[5] V. Frankl | „Grundriß der Existenzanalyse und Logotherapie." In: V. Frankl: Logotherapie und Existenzanalyse. Texte aus sechs Jahrzehnten. Beltz, 2005, ISBN 3-407-22129-0.

[6] K. Biller, M. Stiegeler | „Wörterbuch der Logotherapie und Existenzanalyse" von Viktor E. Frankl. Sachbegriffe, Metaphern, Fremdwörter. Böhlau, 2008, ISBN 978-3-205-77755-7.

seine Passion oder Lebensaufgabe finden. Verpasst er dies – was in seiner Verantwortung liegt – so kann es ihm passieren, dass ihn das Leben lebt und nicht er das Leben gestaltet und lebt. Der Mensch hat folglich die Verantwortung für sein Empfinden über sein Leben. Gleichgültig, wie schwer es ist, indem der Mensch dem Leben einen Sinn gibt oder einen Zweck erkennen kann, so kann er auch sein Empfinden bezüglich einer Situation verändern und aus jeder Gegebenheit etwas ziehen. Wie er die Situation empfindet und was er daraus macht, liegt in seiner eigenen Verantwortung. Durch seine Aktivität und die Beteiligung am eigenen Leben übernimmt der Mensch Verantwortung und wird zum Gestalter seines Daseins.

> Der Mensch lebt das Leben
> und wird nicht vom Leben gelebt.

Wie wichtig der Sinn des Lebens für die Menschen ist, zeigt eine Studie der John-Hopkins-Universität. Ein Bericht ist Teil einer zweijährigen Studie, die vom „National Institute of Mental Health" gefördert wurde. Auf die Frage, was ihnen jetzt „sehr wichtig" sei, kreuzten 16 Prozent der Studierenden „viel Geld verdienen" an; 78% sagten, ihr erstes Ziel sei „einen Sinn und Zweck für mein Leben zu finden".

Der Sinn des Lebens ist immer auf die Zukunft ausgerichtet und nicht auf die Vergangenheit - das unterscheidet die Logotherapie von den meisten anderen Therapien. Sie ist eine sinnzentrierte Psychotherapie. Die Vergangenheit ist bereits abgeschlossen, aber das Präsens und die Zukunft liegen in unserer eigenen Verantwortung und in unserer Gestaltungsmacht. Durch unser Denken, unsere Betrachtungsweise und unsere Reaktion auf Situationen bestimmen wir sie selbst.

Verantwortung bedeutet per Wikipedia-Definition, „dass wir die Verpflichtung haben, dafür zu sorgen, dass (innerhalb eines bestimmten Rahmens) alles einen möglichst guten Verlauf nimmt, das jeweils Notwendige und Richtige getan wird und möglichst kein Schaden entsteht." Die Verantwortung unseres Lebens liegt also bei uns selbst, auch wenn wir darüber selten nachdenken oder diese annehmen.

Wir streben nach Verantwortung

Verantwortung ist etwas, das wir seit Kindesfüßen anstreben. Wir wollen 18 oder 21 Jahre werden, um volljährig zu sein. Wir freuen uns auf den Moment, wo wir selbst entscheiden dürfen, was wir tun. Endlich müssen wir uns nicht mehr nach unseren Eltern richten!

Als Kinder halten wir Erwachsene für großartig, weil sie Kreditkarten haben, Autos kaufen können, entscheiden, wo der Urlaub hingeht oder in eine Eisdiele gehen können, ohne zu fragen. Einfach nur, weil sie das möchten! Als Kinder streben wir genau das an. Nichts ist wichtiger, als die Dinge „alleine" zu machen, gleichgültig ob das das Zähneputzen, Anziehen, Laufen oder Essen ist. Es ist uns als Kind ein dringendes Bedürfnis, Selbstständigkeit zu erlangen. Man erklärt uns Eltern, wie wichtig es ist, dies den Kindern zuzugestehen - auch wenn es länger dauert - damit sie als Erwachsene erfolgreich ihr Leben meistern.

Kaum sind wir erwachsen, möchten wir die Verantwortung nicht mehr übernehmen, zumindest scheint das heute so zu sein. Für die kleinen Dinge gerne, aber nicht für die großen, wie zum Beispiel unsere Gesundheit, unsere Lebensweise oder unsere Handlungen.

Determinismus – Alles ist vorherbestimmt

Unsere Gesellschaft hat sich daran gewöhnt, für alles und jedes eine Ausrede zu haben. Wir reagieren noch nicht einmal mehr, wenn die Verantwortung immer mehr gegen Null geht. Im Strafrecht argumentieren wir mit einer „schrecklichen Jugend" oder gar mit einem „provokanten Opfer". Wir mildern die Umstände. Wir sprechen nicht mehr Recht, sondern wir verglei-

chen. Niemand kann für irgendetwas etwas.[7] Alle Ereignisse - insbesondere auch zukünftige - sind durch Vorbedingungen eindeutig festgelegt. Es mangelt uns an einer freien Entscheidung, da wir von der Vergangenheit und Erziehung geprägt sind. Diese entziehen uns auch unsere Verantwortung.
Wir sind nicht mehr verantwortlich für unser Handeln. Nach diesem Modell werden wir von unserer eigenen Geschichte unterdrückt. Niemand kann etwas für irgendwas. Es ist schon fast selbstverständlich, dass jemand, der einer Gewalttat zum Opfer fiel, später selbst zum Gewalttäter wird und ein Rechtfertigungsgrund seiner Handlung in seiner Vergangenheit zu finden ist. Der Vergewaltigte wird zum Vergewaltiger. Wir halten diese Argumentation für legitim, wahr und eine logische Folgerung, ohne uns dessen bewusst zu sein, was für ein Massenbewusstsein wir damit kreieren und in welche Sackgasse wir sowohl Opfer als auch Täter bringen.

Es ist ein Hohn für das Opfer – denn es werden Ausreden und Erklärungen gefunden, statt dem Opfer gerecht zu werden und dessen Bedürfnisse zu erkennen. Zusätzlich wird dann auch noch davon ausgegangen, dass Opfer im Allgemeinen selbst zum Täter werden und es keinen Ausstieg aus dem Teufelskreis

---

[7] "No one can help anything", "The abuse excuse" | M. Dershowitz

gibt. Eine Annahme, die sehr verachtenswert ist und völlig außer Acht lässt, dass eine solche gesellschaftliche Prämisse einen enormen Schaden anrichten kann und Menschen in eine Richtung drängt, die nicht notwendig ist. Es macht uns und unser Handeln komplett unfrei. Das Gegenteil aber ist der Fall. Wir sind frei, wenn wir die Verantwortung übernehmen. Auch als Opfer bestimmen wir selbst, ob wir zum Täter werden.

Oder, wie las ich in der Zeitung: Der leitende XY wurde entlassen, weil er eine Affäre mit Z hatte. Z war Praktikantin.
Die Argumentationskette war, dass Praktikanten grundsätzlich in einem Abhängigkeitsverhältnis sind und „Frauen Verhältnisse mit leitenden Persönlichkeiten aufgrund ihrer Karriere eingehen. Daher hat er ein Abhängigkeitsverhältnis ausgenutzt."

Diese Argumentationskette ist ein Paradebeispiel dafür, wie keinerlei Verantwortung übernommen wird. Anstatt eines validen Kündigungsgrundes und der Übernahme der Eigenverantwortung für die Kündigung sowie des Aussprechens des wahren Grundes, benutzt man Stereotypen: Frauen schlafen sich nach oben und Männer nutzen dies aus. Alle sind Opfer ihres Daseins oder der Situation (Männer in Macht-

positionen müssen mit weniger machtvollen Frauen schlafen und Frauen müssen, um Macht zu erlangen, dies definitiv durch Sex erreichen) und übernehmen keine Verantwortung für ihre Handlungen. Weder für die Kündigung noch für die Affäre. Anstatt diese Problematik innerhalb der Betroffenen zu klären, werden die einzelnen Personen an den Pranger gestellt. Wer dabei an den Pranger gestellt wird, hängt allein von der Geschichte ab, die gerade politisch oder machtpolitisch Sinn macht.
Es hat nichts damit zu tun, dass man Frauen schützen will, dass man Männer daran hindern will, ihre Positionen auszunutzen, oder dass man moralische Vorstellungen hat. Im genannten Fall war das Verhalten monatelang bekannt und im Rahmen einer Unternehmenskultur entstanden, in der alle Beteiligten davon ausgingen, dass man sich durch Sex und Verhältnisse die Positionen sichert. Eines Tages passte es politisch nicht mehr ins Bild und man ließ einen Kopf rollen, ohne auch nur ansatzweise etwas verändern zu wollen. Es war eine einfache Lösung für ein Problem, das bestehen bleiben wird, weil niemand Verantwortung übernimmt.

Mobbing als Modeerscheinung

Man stellt Menschen an den Pranger und versucht, sie zu zerstören. Die Verantwortung wird dafür nicht

übernommen. Eine Geschichte, die lange her ist, und wo man es genau andersherum betrieb, betraf Monica Lewinsky. Sie war 22 Jahre alt, als sie sich nicht nur einfach in ihren Chef, sondern in den Präsidenten der USA verliebte. Mit 24 musste sie die unerträglichen Folgen dieses Verhältnisses ertragen. Es vergeht auch 20 Jahre später kein Tag, an dem sie nicht an dieses Ereignis erinnert wird.
Wer hat mit 22 Jahren nicht einen Fehler gemacht? Sie selbst hat dieses Verhältnis als einen Fehler eingestuft. Ob sie davon ausgegangen ist, dass die First Lady ihren Ehemann und ihr Amt verlässt, sei dahingestellt. In diesem Alter geht man manchmal komische Beziehungen ein. Auch ich habe einmal eine Beziehung gehabt, in der mein Freund andauernd seine „andere Freundin" verlassen hat. Nach einem Jahr habe ich festgestellt, dass dies nicht geschah - und gut war es!

Man macht seine Erfahrungen und Monica Lewinsky hat diese auch gemacht. Bei ihr aber kam noch dazu, dass ihr Fehler um die ganze Welt ging. Schnell war die Geschichte erzählt: Sie war die dumme Praktikantin, die Hure, das Flittchen, die Nutte, Schlampe, Tussi . . . aber Clinton blieb der Präsident!
Sie wurde zum Politikum und zum Opfer einer Hetzkampagne. Ihre Geschichte ging um den Globus wie keine zuvor. Dank des Internets war sie die erste

Person, die ihre Reputation über Nacht ÜBERALL verlor, aber garantiert nicht der erste Mensch, der ein Verhältnis mit einer verheirateten Person hatte! Ihr Bild raste um die Welt. Die digitale Revolution und Millionen virtuelle Peiniger und Steinewerfer haben ihr Leben eine Zeit lang zerstört. Ihre Geschichte kam sogar in Rap Songs vor.

Eine Dekade lang hat sie auf all diese Anschuldigungen nicht geantwortet und versucht, mit ihrem sogenannten „Fehler" zu leben. Jeder kannte ihre Geschichte [8] - aber niemand kannte sie.

Diese Art des öffentlichen „Cyberbullying" hat fast dazu geführt, dass sie sich umbringen wollte. Sie wurde benutzt. Ihre Freundin hatte Telefongespräche mitgeschnitten. Gespräche zwischen Monica Lewinsky und dem Präsidenten. Diese wurden später veröffentlicht. Private Gespräche wurden zum Politikum.

Heute haben wir uns bereits an ein derartiges Vorgehen gewöhnt. Die Öffentlichkeit ist mit solchen Aussagen völlig zufrieden. Ja, man feiert diese Ereignisse! Immer unter dem Deckmäntelchen des Anstandes: zum Beispiel der Gleichberechtigung, dem

---

[8] "The price of shame" | Monica Lewinsky

Schutz der Frauen, der Gesellschaft - was auch immer. Wow!

Interessant daran ist allerdings nicht die platte Geschichte oder die Einstellung zur Frau an sich, die sich natürlich verändert, je nachdem wie es gerade in den politischen Wind passt: Heute ist der „Chef" schuld, gestern war die Praktikantin schuld, und morgen ist es umgekehrt.

Auch wird automatisch davon ausgegangen, dass niemand die Verantwortung für sein Handeln bewusst übernimmt. Diese Annahme wird noch nicht einmal in Betracht gezogen. Es könnte zum Beispiel auch in Ordnung sein, wenn eine Frau dem Narrativ entspricht und eine Beziehung nur aufgrund ihrer Karriere eingeht. Wenn dem so ist, so wäre es kein Kündigungsgrund für den Mann und auch kein Ausnützen eines Abhängigkeitsverhältnisses. Genauso umgekehrt: Warum soll ein Präsident nicht für sein Verhältnis mit seiner Praktikantin einstehen? Weil es politisch gerade nicht passend ist?

Auch besteht anscheinend nicht mehr die Idee, dass Menschen sich ohne einen Karriere-Hintergrund verbinden oder Frauen einfach tun, was Frauen tun möchten und Männer ebenso. Je nachdem, welche Geschichte man erzählt, ist es immer auf der einen

Seite in Ordnung und auf der anderen eben nicht. Ich bin mir aber durchaus sicher, dass auch der Präsident von Amerika schon einmal gehört hatte, dass man verheiratet keine Seitensprünge macht. Er hätte also die Verantwortung für sein Verhalten durchaus übernehmen und dafür sorgen können, dass Monica Lewinsky nicht ganz nah an den Abgrund des Selbstmordes geriet.

Wenn sich der Chef mit einer Praktikantin verbindet, erfüllen beide automatisch die immer gleiche Geschichte - außer, wie im Lewinsky-Fall, es passt für den Mann gerade nicht ins weltweite Bild.

Wen wir mit unserem Unmut beglücken, hängt also nicht von der Tat an sich ab, sondern von unserer Lust an der Unterhaltung und unserem konstanten „nicht die Verantwortung für unsere Taten übernehmen". Das, was Menschen medial anderen antun, würden sie selten dem anderen ins Gesicht sagen. Es ist möglich, weil das Internet zum Freiraum von Anstand, Moral und Verantwortung geworden ist.

Eine andere tragische Geschichte dieser Art aus Amerika, in der die Öffentlichkeit zum Henker wurde, ohne dies eine Sekunde bedacht zu haben, war Tyler Clementi. Diese trug sich mehr als zehn Jahre nach dem „Lewinsky-Fall" zu. Tyler hatte gerade mit seiner Uni begonnen. Der sehr sensible Tyler wurde von seinem Zimmergenossen mit einer Webcam aufgenommen, als er mit einem anderen Mann, mit dem er ein Verhältnis hatte, intim war. Auch hier zog sich eine Welle von Spott, Hass, Missgunst und verletzenden Kommentaren über das weltweite Web. Ein paar Tage später sprang Tyler von der George-Washington-Brücke und starb. Er war gerade einmal 18 Jahre alt.

Wer aber übernahm die Verantwortung für diese Hetzjagd? Wurde jemand verurteilt? Nein! Aber in solchen Momenten sollten sich alle Menschen dessen bewusst werden, dass eine derartige Tragödie auch ihren eigenen Liebsten passieren könnte. Mit jedem Klick auf solche Geschichten übernehmen wir eine Teilverantwortung.

Mittlerweile scheinen wir so gelangweilt, dass wir scheinbar kleine private Geschichten benötigen, um uns zu amüsieren und unser unqualifiziertes Urteil dazu einzubringen. Koste es, was es wolle - auch den Tod eines Menschen! Und das alles in einer Zeit, in der immer wieder von Verantwortung gesprochen wird!

Vor ein paar Jahren hatte Deutschland kurzzeitig die Idee, viele Asylanten aufzunehmen. Die Leute wühlten in ihren Kellern und waren froh, endlich mal die zwanzig Jahre alte Bettwäsche sinnvoll loszuwerden. Ein bisschen später hatte niemand mehr Lust auf die Ankömmlinge. Man hatte noch nicht einmal Lust, den Zusammenhang zwischen unserer Wohlstandsgesellschaft und dem Flüchtlingsstrom zu erkennen. Locker flockig kommentierte man online: „Lasst sie doch alle ertrinken!"

Wo sind wir nur hingekommen?

Wir können das vielleicht noch alles ertragen, aber unsere Kinder? Allein zwischen 2012 - 2013 haben sich die verbalen Angriffe um 87% erhöht. All dies geschah lange vor „Corona", wo dann auch noch die letzten Soldaten des Anstandes fielen.

Erniedrigung wird viel intensiver empfunden als Ärger oder Glück; trotzdem wenden sich immer mehr Menschen dieser Erniedrigungskultur zu.

Andere Menschen zu erniedrigen ist zu einer Kultur geworden und zu einer Möglichkeit, Klicks - und somit Geld - zu generieren. Aber mit diesem Verhalten schaden wir uns auch selbst. Je mehr wir auf Sensationsnachrichten klicken, desto gefühlloser werden wir gegenüber dem Schicksal, das hinter der Nachricht steckt. Je mehr wir klicken, desto mehr solcher Geschichten werden entstehen, und desto mehr Opfer wird es geben. Wir verlieren unsere Empathie, unser Mitgefühl. Der Verlust der Empathie ist ein

Zeichen der Dekadenz einer Gesellschaft und läutet ihren Untergang ein.

Aber nicht nur das: Unser ständiger Konsum von Sensationsnachrichten, von negativen Inhalten und Katastrophen, also der unkontrollierte Konsum von Gedanken, ohne dass wir dabei selbst aktiv werden und selbstständig mitdenken, ohne unser Bemühen, unseren Fokus und unsere Absicht, führt uns automatisch in die Trägheit und folglich auch in die Passivität. Wir werden passiv.

Wie bereits erwähnt, findet **Verantwortung** aber im Aktiv statt. Der andauernde, passive und unkontrollierte Nachrichten-Konsum benebelt nicht nur unser Gehirn, sondern verdunkelt auch unsere Psyche. Eine Einschränkung - wie auch eine diätische Einschränkung - verschafft hingegen Klarheit. Eine bewusste Einschränkung des Verbrauchs, ein aktiver und überlegter Konsum - gleichgültig auf welcher Ebene - ist nicht nur verantwortungsbewusst, sondern führt zu einem positiven Leben. Dies steht im krassen Gegensatz zu einem „Verzehrtwerden". Wir zahlen einen hohen Preis!

Der Mensch scheint also situationselastisch zu sein. Je nachdem, wie der Wind weht, wird gehandelt. Und sollte sich etwas ändern, benehmen wir uns frei nach

dem Motto: „Was kümmert mich mein blödes Geschwätz von gestern?".
In der Corona-Politik war dieser neuere Trend klar zu verzeichnen, ganz gleichgültig, ob es um Herdenimmunität, indirekte Impfpflicht oder einen weiteren „Lockdown" ging. Es war völlig irrelevant, was zuvor geäußert wurde; teilweise wurden die Wahlversprechen schon ein paar Tage nach der Wahl gebrochen.

Nun könnte man sagen, dass wir dazugelernt haben oder dass man sich vorher noch nicht mit dem Virus auskannte – aber nein! Wir wussten auch vorher schon, wie sich Viren verhalten – wenn auch vielleicht nicht die breite Masse - aber das Coronavirus hat uns keine neuen Erkenntnisse zu Viren beschert.

Neu aber war, dass jeder machte, was er wollte und das völlig in Ordnung war. Das politische Schauspiel wurde bald zur Tragödie und niemand übernahm die Verantwortung. Nein, es ging sogar so weit, dass man nicht einmal mehr selbst entscheiden konnte, ob man gesund war oder krank!

Den Schaden, den die Politik und die Medien durch das konstante Verteilen von Nocebos [9] verursachte, hat die Mehrheit noch nicht einmal bedacht und diejenigen, die sich gegen das Narrativ stellten, wurden mundtot gemacht.

Wir wissen spätestens aus den 40er Studien, wie Placebos und Nocebos wirken und sollten unsere Handlungen und Aussagen entsprechend anpassen.

Heutzutage allerdings übernimmt niemand mehr Verantwortung: „Ein Mann, ein Wort" ist eine lang vergangene Tugend. Stattdessen gibt man anderen die Schuld am eigenen Versagen. Ein solches Verhalten lernen wir mittlerweile von klein auf.

---

[9] Der **Nocebo-Effekt** (von lateinisch *nocere* ‚schaden', *nocebo* ‚ich werde schaden') ist – analog zum Placebo-Effekt (lateinisch *placebo* ‚ich werde gefallen') – eine negative gesundheitliche Wirkung nach Exposition durch ein Agens, z. B. durch ein Arzneimittel oder einen anderen äußeren Einfluss, ohne dass ein direkter und unmittelbarer kausaler Zusammenhang zwischen Agens und Wirkung zu bestehen scheint, wobei die Effekte meist auf psychologische Ursachen zurückgeführt werden. Im Gegensatz zur positiven Wirkung beim Placebo-Effekt sorgt beim Nocebo-Effekt allein die Erwartung negativer Folgen dafür, dass diese tatsächlich zu spüren sind. Der Nocebo-Effekt bezeichnet auch eine negative Reaktion auf die Gesundheit oder das Wohlbefinden nachhaltig beeinträchtigende Wirkung einer umweltverändernden Maßnahme. Wikipedia

Regen wir uns über Dinge auf, die wir gerade nicht verändern können, so lenken wir uns von uns selbst und unserer Verantwortung ab. Wir alle tun dies, ganz gleichgültig ob Politiker, Führungskraft, Chef oder Schüler. In Krisensituationen müssen wir bitter erkennen, wozu dieses Verhalten führt. Hat man selbst versagt - wie zum Beispiel mit der Corona-Politik - so sperrt man andere Länder und schiebt diesen den schwarzen Peter zu. Sehr simpel.

Wir suchen die Schuld im Außen oder schieben sie anderen in die Schuhe, bis wir eines Tages hoffentlich damit aufhören und in Frieden sind. Meist hat sich an der Situation wenig verändert, nur in unserer Betrachtungsweise.
Eine bedingungslose Freiheit gibt es nur in uns selbst.

„Wir können den Wind nicht ändern,
aber wir können die Segel richtig setzen.“ [10]

[10] Aristoteles sagen die einen, die anderen nennen als Urheber die damals 19-jährige Spiritualistin Cora L. V. Scott, die 1859 diesen Satz geprägt haben soll.

„Der bevorstehende Untergang verdirbt den ganzen Spaß an der Dekadenz."[11]

4. Dekadenz – das Ende unserer Gesellschaft?

Dekadenz ist ursprünglich ein geschichts-philosophischer Begriff, mit dem Veränderungen in Gesellschaften und Kulturen als Verfall, Niedergang, beziehungsweise Verkommenheit gedeutet und kritisiert wurden. Die Trägheit, die durch übermäßigen Konsum entsteht, ist immer ein Teilaspekt der Dekadenz. Der Konsum kann auf verschiedenen Ebenen stattfinden, wie zum Beispiel in übermäßigem Essen, wobei wir uns an die opulenten Fressgelage von Königen erinnern. Es können aber auch unkontrollierte Gedanken wie auch der Konsum von Medien oder Waren sein. Auf die unkontrollierten Gedanken bin ich im vorangegangenen Kapitel schon eingegangen.

Jedes Wachstum hat auch ein Ende. Wenn dieses erreicht ist, muss sich der Mensch wieder mit sich selbst auseinandersetzen und Verantwortung übernehmen. Oder aber er lenkt sich ab und tut alles, damit diese Auseinandersetzung nicht stattfinden kann. Meist folgt dann der Untergang.

---

[11] Bud Spencer

Die Ablenkung kann auf unterschiedliche Weise stattfinden. Es kann wieder der Konsum sein, das Zuviel an Gedanken, Unruhe, Angst.
Äußert sie sich in einer Krankheit, so hat der Mensch erneut die Möglichkeit, die Richtung zu verändern. Statt Krankheiten sind aber auch Pandemien, Maßnahmen, kollektive Angst oder Kriege möglich.

Gerne unterdrücken wir uns auch gegenseitig oder die vermeintliche „Elite" nutzt den Rest der Menschen aus. Sie setzt sich über alles hinweg und glaubt zu wissen, was für uns gut ist.

Ein Paradebeispiel einer solchen Überheblichkeit wäre Bill Gates und sein Vorhaben, sieben Milliarden Menschen zu impfen und über deren Gesundheit zu bestimmen. In seiner Überheblichkeit und Arroganz glaubt er zu wissen, was für andere gut sei. Es mangelt vollkommen an einem Gespür für andere Menschen, andere Kulturen oder Glaubenssätze und deren eigene Ideen zu ihrer Gesundheit. Der Narzissmus bei diesem Vorhaben ist eine lebenserhaltende Abwehrfunktion. Der Narzisst muss immer über den anderen stehen, gleichgültig in welcher Beziehung er zu ihnen steht. Über andere Menschen zu bestimmen gibt ihm das Gefühl der Macht und erhebt ihn. Es steigert vermeintlich den eigenen Selbstwert.

Europa als „wettbewerbsfähiger wissensbasierter Wirtschaftsraum" leidet unter dem dominierenden Druck des wirtschaftlichen Wettbewerbs. Es leidet am „Immer-besser-Werden", koste es, was es wolle. Es ist primär zum Raum für die Wirtschaft und einem regulierten Egoismus mit Geschäftsgeheimnissen, Monopolen und Patenten geworden. Wo Wettbewerb herrscht, will jeder gewinnen und alles andere ist zweitrangig. Auf diese Weise verlieren wir unsere Moral, unser Gefühl und unser Menschsein.

Oft bringen wir mit dem Begriff der Dekadenz den Niedergang Roms in Verbindung oder Marie Antoinette und den bekannten Spruch „Wenn sie kein Brot haben, dann sollen sie doch Kuchen essen!" („S'ils n'ont pas de pain, qu'ils mangent de la brioche!"). Obwohl Marie Antoinette diese Aussage angeblich niemals machte, blieb das Zitat dennoch an ihr hängen. Es kennzeichnet zu schön die damalige Melange aus Unbedarftheit und Dekadenz, aus Korruption und adligem Hochmut. Es zeigt die Sattheit, die Unwissenheit und den Abstand vom wirklichen Leben und passte natürlich zum späteren Vorwurf auf fortgesetzten Verschwendungsverdacht, der gegen sie erhoben wurde.
Der Kultur- und Sittenverfall wurde aber nicht allein Marie Antoinette vorgeworfen, sondern fast jeder Kultur, zumal wenn diese eine andere Religion hatte.

Den Untergang der Kultur machte man in den verschiedenen Epochen an verschiedenen Dingen fest. Manche verstanden es bereits als Untergang, wenn der Geschmack verfiel. So empfand man es zumindest im 17. Jahrhundert.

Im 18. Jahrhundert sah Montesquieu die Ausdehnung Roms zu seiner Erschöpfung und der ständige Aufschwung wurde als Grund für den Untergang der Tugend erklärt. Die Tugend wiederum war ein Grundbaustein eines Gesellschaftssystems.

Rousseau sah das Ziel des Menschen im Einklang mit der Natur und die Entfernung von der Natur als kulturellen Untergang. Den *Naturzustand* deutete er als einen der ursprünglichen Harmonie.

So zog sich die Begrifflichkeit der Dekadenz als negativer Aspekt einer Gesellschaft durch alle Epochen.
Im Nationalsozialismus ging man so weit, eine Gleichsetzung von dekadent und entartet vorzunehmen. Alle der nationalsozialistischen Ideologie und Ästhetik widersprechenden Strömungen oder Attribute wurden als entartet bezeichnet. Man untermauerte diese Überzeugung auch noch mit einem Herkunftshintergrund. Eine rassische Fremdheit wurde mit einer Minderwertigkeit in Verbindung gebracht.

In diesem Zusammenhang wird oft das folgende Zitat wiedergegeben: „Es ist das Zeichen der grauenhaften geistigen Dekadenz der vergangenen Zeit, dass sie von Stilen redete, ohne ihre rassische Bedingtheiten zu erkennen."[12]
Man stellte Demokratien als schwach, lebensuntüchtig und dekadent dar und eröffnete sich dadurch die Möglichkeit eines neuen Führungsstils.
Einige Anzeichen unserer Gesellschaft scheinen bereits darauf hinzudeuten, dass eine Wende wieder nahe liegt. Oder aber sich die Gesellschaft verändert, wenn sie zu dekadent wird.

Wir haben in Europa wieder ein „viel zu viel". Zu viel Konsum jeglicher Art und zu wenig Bewegung, Kreativität, Freude und Lebenslust. Die Krankheitsverhältnisse sind hierzu ein guter Spiegel. Länder, die deutlich ärmer sind, viele und wirkliche Probleme haben, nicht gefördert werden, den Menschen kein Auffangnetz mit doppeltem Boden bieten und weitaus weniger schulmedizinische Versorgung, Tabletten und Impfungen, haben eines immer gleich: Die Krebsrate ist geringer, es gibt weniger Krebstote und weniger schwere Covid-Verläufe. Chronische Erkrankun-

---

[12] Zitiert nach Hans Schulz, Otto Basler, Gerhard Strauss: Deutsches Fremdwörterbuch. Institut für Deutsche Sprache, de Gruyter, Berlin/New York („Der Begriff der Dekadenz", S. 140).

gen und Autoimmun-Erkrankungen kommen ebenfalls weniger vor – egal ob in Indien, Afrika oder in Teilen von Südamerika.

Leben wir uns etwa krank?

Unsere deutsche Gesellschaft - und das gilt sicherlich für die ganze „erste Welt" - ist eine narzisstische Gesellschaft. Jeder möchte schöner, besser und größer sein und hält sich für den Nabel der Menschheit.
Der Narzissmus muss sich aber nicht in einem Größenwahn allein äußern, sondern es gibt auch das „Größenklein", das gerettet werden möchte, das wissen möchte, wo es lang geht, und bedürftig ist. Es zeichnet sich durch einen Mangel an Selbstwert und Eigenverantwortung aus und befindet sich gerne in einer kollektiven Psychose.
Ein oft verkanntes Thema des Narzissmus, das uns meist weniger geläufig ist oder das wir seltener damit in Verbindung bringen, ist, dass der Narzissmus durch ein mangelndes Selbstvertrauen sowie ein Fehlen an Urvertrauen und Intuition geprägt ist. Das Außen ist deshalb so wichtig, weil es im Innen nicht stimmt und meist sehr arm ist. Die meisten Menschen kennen nicht mehr das Gefühl, dass sie es schaffen werden, dass alles gut wird oder sie auf jeden Fall eine Lösung finden. Fehler werden nicht mehr

eingestanden und somit marschieren wir gemeinsam auf die Klippe zu.

Unsere aktuelle Situation ist ein Großversuch. Selbstverständlich unterliegen auch unsere Politiker dem gleichen Wahn wie der Rest der Gesellschaft und zeigen alle Anzeichen des Narzissmus. Sie können ihre Richtung nicht korrigieren, weil sie sich selbst ihre Fehler nicht mehr eingestehen und keine Verantwortung übernehmen - weder für sich noch für andere. Es geht nicht mehr um Politik, sondern um Hasstiraden, Vorwürfe, Bessermachen und ein nicht für sein Handeln einstehen.

Es gibt eine ganze Bandbreite an narzisstischen Störungen. Ein Merkmal ist immer ein Mangel an Selbstwert und Liebe. Fehler oder ein Richtungswechsel können nicht eingestanden werden, was ein Teil der Störung ist. Und so verhält sich die Politik wie die Steuerung der „Titanic": Ein Kurswechsel ist kaum möglich. Die Eliten aber bleiben ihrem Kurs so oder so treu, denn sie unterliegen einem Größenwahn. Aber auch ein Größenwahn rettet sie weder vor dem Gefühl, dass sie es eigentlich nicht können, noch gibt er ihnen mehr Selbstwert oder Vertrauen. Auch sie sind bedürftig und all das führt zu einer kollektiven Psychose oder eben in die Dekadenz.

Emotionen sind sehr viel stärker als der Verstand oder die Einsicht. Die aktuelle Lage - Ausgrenzung, Spaltung, Krankheit, Pandemie, Angst und nun auch Krieg - gibt vielen die Möglichkeit, Emotionen, die sie schon von Kindesbeinen an in sich tragen, nun auf „gesellschaftlich adäquate Art und Weise" auszudrücken, denn sie finden Gleichgesinnte in ihrem Unwohlsein, der Angst und Panik. Der Ursprung der Angst liegt bei jedem Einzelnen auf unterschiedlicher Ebene; die Angst oder Furcht und die daraus folgenden Maßnahmen aber geben den Menschen endlich die Möglichkeit der Reaktion. Aufgestaute Gefühle werden projektiv abgebaut. In der Angst können nun die Gefühle ausgelebt werden. Es entsteht ein Stellvertreterkrieg auf vielen verschiedenen Ebenen.

Aber wie kam es genau dazu und wie wurde unsere Gesellschaft so?
Dazu gibt es verschiedene Ansätze. Einer, der mich sehr überzeugt, ist unser Erziehungsstil. Wie wir mit unseren Kindern umgehen, ist oft in unserer eigenen Kindheit begründet. Nicht unbedingt in der Art und Weise, wie uns unsere Eltern oder unser Umfeld erzogen, sondern welche Lösungsmöglichkeiten wir aus unseren Erfahrungen entwickelt haben. Diese wollen

wir unseren Kindern oft mitgeben. Wir möchten, dass sie unsere Lösung übernehmen, damit sie unsere Fehler nicht wiederholen.

Übernommene Erfahrungen sind aber nicht den eigenen Erfahrungen gleichzusetzen.

Unsere Gesellschaft hat es sich in den letzten Jahrzehnten zu eigen gemacht, unsere Kinder möglichst vor allem zu schützen - besonders vor den eigenen Erfahrungen. So entstanden die sogenannten „Helikopter-Eltern“. Gleichzeitig sollen diese Kinder aber extrem erfolgreich sein. Obwohl sie besser Fußball spielen sollen, als ihre Klassenkameraden, dürfen sie sich dabei möglichst nicht verletzen und auch nicht schmutzig machen. Am liebsten wäre es dieser Generation von Eltern, wenn die Kinder vor dem Fernseher mit Hilfe der Wii, Playstation oder X-Box lernen - ohne Risiko, Ortswechsel und Dreck bei gleichzeitig maximaler Freiheit der Eltern zur eigenen Beschäftigung bis hin zum Fußballprofi oder Superstar.

In so einem Falle werden Kinder zu einem Objekt, nur dass niemand zu einem Objekt werden will! Jeder möchte ein Subjekt sein. Durch ein solches Verhalten nehmen wir den Kindern die Gesellschaft, die Gemeinschaft und das gemeinsame Erleben. Indem wir sie

vor Geräte setzen, nehmen wir ihnen das Spiel, in dem sie gelernt haben, mit ihren Freunden Konflikte zu verarbeiten und Lösungen zu finden. Warum wohl spielen alle Kinder „Mutter, Vater, Kind"? Weil sie nach einer Lösung suchen, um einen Streit der Eltern zu verarbeiten oder im Spiel vom Spielpartner eine neue Strategie zu erlernen, die zu Hause nicht gelebt wird.
Wir setzen uns mit unseren Kindern auf emotionaler Ebene kaum auseinander. Wir haben keine Lust, mit ihnen zu spielen, und drücken ihnen das Handy mit dem neusten Lernspiel in die Hand. Dies führt unter anderem zu Kränkungen.

Auch fehlt es uns andauernd an Zeit. Nicht nur für unsere Kinder, nein auch für uns selbst. Wie oft haben auch Sie sich etwas vorgenommen und es scheiterte an der Zeit? Eine Stunde Sport täglich? Fünf Kilometer laufen? 15 Minuten Klavierspielen oder gar das „Fünf Minuten Abend-Yoga"?
Bei unseren Kindern ist es nicht anders. Wir geben sie früh in Fremdbetreuung. Das ursprüngliche Familiensystem und die Betreuung durch die Großeltern wurden aufgelöst. Es fehlt folglich an individueller Aufmerksamkeit für das Kind, und zwar nicht für dessen Leistungen, sondern für das eigentliche Kind. Mangelnde Aufmerksamkeit erzeugt wiederum einen mangelnden Selbstwert und führt in den Narzissmus.

Die Eltern versuchen dann durch Konsum den Mangel zu beheben: Viele Weihnachtsgeschenke, ein neues Handy und später ein neues Auto. Konsum soll Liebe und Interesse ausgleichen. Das tut er aber eben nicht.

Wir haben uns auch eine Gesellschaft erschaffen, in der wir zwar kränken - und das zuhauf, denn das ganze Internet ist eine reine Kränkungskultur oder in Neudeutsch: „Mobbing-Kultur" - aber gleichzeitig unser Gekränktsein nicht ausleben können, denn wir haben Vorstellungen, wie wir als Mensch zu funktionieren haben. Wir glauben leisten zu müssen, auch wenn wir das schon lange nicht mehr tun. Die Krankheiten nehmen zwar überhand und alle haben dafür Verständnis, dennoch trauen wir uns nicht, uns so ernst zu nehmen, dass wir uns auskurieren oder uns und unser Ich in den Mittelpunkt stellen. Manch einer stirbt lieber, als sich selbst im Spiegel zu sehen und seine Probleme anzuerkennen.
Werden wir krank, so sagt uns zumindest unser Körper noch: „Achtung! Hier kommt eine weitere Mahnung, denn die anderen hast du nicht wahrgenommen!" Indem wir nicht auf unsere Kränkung und Gefühle eingehen, erzeugen wir uns eine Möglichkeit, diese Gefühle endlich in irgendeiner Form ausüben zu können. Für den einen sind es Krankheiten, den anderen

Ängste vor Krankheiten und wieder einen anderen, Viren.
Aber all das sind Stellvertreterkriege für unser mangelndes Selbstvertrauen und unsere fehlende Verantwortung für unser eigenes Leben.

Kommen wir mit uns selbst nicht zurecht oder haben wir Fehler in der Regierung gemacht, so suchen wir uns einen Krieg im Außen. Man benötigt einen Feind. Auch so entstehen Pandemien.

Kennen Sie das? Ihre Eltern streiten sich andauernd auf einer bestimmten Ebene, vereinen sich aber ganz schnell, wenn ein Dritter einen Fehler macht. Sie kommen zum Beispiel zu spät und treffen auf eine vereinte Front. Oder die Politik hat eine unsinnige Maßnahme ohne Rücksicht auf Verluste durchgezogen und weiß nicht mehr weiter - und plötzlich hat ein anderes Land schuld! Wie zum Beispiel die schrecklich böse und ansteckende Virus-Variante aus Südafrika. Aus Afrika kam schon immer das Böse – warum nicht auch ein Virus? Und plötzlich haben sich wieder alle lieb und sind sich einig.
Menschen jagen daher auch wieder andere. Sie projizieren ihre Ängste auf andere und vergessen dabei, dass auch ihre Angst ein Stellvertreter ist. Sie denunzieren und benennen Feinde, um die eigene Verletzung nicht wahrnehmen und nicht erkennen zu

müssen, dass nämlich sie sich selbst im Moment der größte Feind sind. Auch das ist ein Zeichen von Dekadenz: Kein Wille zum wirklichen Nachdenken und das Verbreiten von Lügen.

Universe 25

Zu diesem Thema gab es vor langer Zeit eine Studie eines amerikanischen Wissenschaftlers namens John Calhoun. Er war Verhaltensforscher und Ethologe. Er machte im Laufe von mehreren Jahren mehrere Studien, die er unter dem Namen „Universe 25" zusammenfasste. Calhoun war der Überzeugung, dass seine Studie an Mäusen auf den Menschen übertragbar sei. Das Studienergebnis wäre allerdings erschreckend, wenn man es auf eine Gesellschaft übertragen würde. Die heutige gesellschaftliche Situation zeigt uns allerdings eine absolute Vergleichbarkeit.
Bei seiner ersten Studie, die im März 1947 begann und 28 Monate dauerte, beobachtete er eine Kolonie von Wanderratten. Sie hatten ein 930 Quadratmeter großes Außenareal zur Verfügung und es gab fünf Weibchen. Während der Zeit der Studie hätten diese Weibchen 5000 Nachkommen haben können. John Calhoun stellte aber fest, dass die Rattenbevölkerung nie mehr als 200 Individuen umfasste und sich bei 150 stabilisierte. Sie organisierten sich in verschiedenen Gruppen zu zwölf. Solange sie ein Dutzend

waren, lebten die Rattengruppen friedlich und harmonisch zusammen. Auch unter Stress.

1954 machte er einen weiteren Versuch mit dem "Paradise of Mice", einer Studie am „National Institute of Mental Health". Die Ratten hatten unbegrenztes Futter, keine Feinde, waren vor dem Wetter geschützt und mussten sich um nichts kümmern. Er schuf für die Ratten in etwa das Bild, das wir von den Cäsaren haben: Brot und Spiele.

Er begann mit **vier** Rattenpaaren. Im ersten Zeitraum vermehrten sich die Ratten extrem. Nach 315 Tagen kam es aber zu einem Rückgang, als es für den gegebenen Raum zu viele Ratten waren. Zu diesem Zeitpunkt begann die Reproduktion deutlich abzunehmen. Was genau geschah?
Die Tiere bildeten Hierarchien, als es etwa 600 Ratten waren und der Platz eng wurde. Die größeren und stärkeren Ratten griffen die schwächeren Tiere an. Dies hatte wiederum zur Folge, dass schwächere Männchen psychisch zusammenbrachen. Sie schützten ihre Weibchen nicht mehr und wurden ihren Jungen gegenüber aggressiv.
Doch auch die Weibchen veränderten sich. Zum einen verloren sie das Interesse an der Fortpflanzung, zum anderen zeigten sie ein hohes Aggressionspotential und isolierten sich. Daraus folgte eine höhere

Sterblichkeit der Jungtiere bei gleichzeitigem Geburtenrückgang.

Verwunderlicherweise tauchte dann eine ganz neue Generation von Mäusen auf. Die Forscher nannten sie „die schönen Mäuse". Sie weigerten sich, sich mit den Weibchen zu paaren oder um ihren Platz zu „kämpfen". Sie kümmerten sich nur um Essen und Schlafen. „Schöne Männchen" und „isolierte Weibchen" machten zeitweise die Mehrheit der Bevölkerung aus.

Der Verlust des Lebenssinns

Calhoun zog aus dieser Studie den Schluss, dass es zwei Todesphasen gab: Die erstere war gekennzeichnet durch den Verlust des Lebenssinns über die bloße Existenz hinaus - kein Verlangen, sich zu paaren, Junge aufzuziehen oder eine Rolle in der Gesellschaft zu etablieren. Im Laufe der Zeit erreichte die Jugendsterblichkeit 100% und die Reproduktion Null.

Bei den vom Aussterben bedrohten Mäusen wurde beobachtet, dass **keinerlei Fortpflanzungsinteresse** bestand und der **Kannibalismus** zunahm, obwohl es reichlich Nahrung gab. Zwei Jahre nach Beginn des Experiments wurde das letzte Rattenbaby der Kolonie geboren. John Calhoun wiederholte das gleiche

Experiment noch 25-mal, und jedes Mal war das Ergebnis das gleiche.
Wenn man dieses Experiment auf den Menschen überträgt, so wird Viktor Frankls Annahme der Logotherapie bestärkt. Wird dem Menschen der Sinn genommen oder ist er nicht in der Lage, seinem Leben selbst einen Sinn zu geben, so verkümmert er und stirbt schneller.
Der Sinn kann sowohl in extremer Not als auch in dekadentem Überfluss verloren gehen. Das Leben selbst hat keinen Sinn. Wir müssen diesen selbst dem Leben geben.

„Das Ego verbringt überdies so viel Zeit mit der Jagd nach künftigem Glück, dass ihm das Rennen schließlich zum Selbstzweck wird. Hier beginnen wir, die Suche nach Glück mit dem Glück selbst zu verwechseln. Dann sind wir zu nichts anderem mehr fähig, als weiter zu suchen und zu rennen, und sollte das künftige Glück dann tatsächlich auftauchen, können wir nicht mehr anhalten und rennen vorbei. Wir leben nie ganz in der Gegenwart und ruhen nie zufrieden in uns selbst. Wer sich aber der Gegenwart nicht erfreuen kann, der wird sich auch der Zukunft nicht erfreuen können, wenn sie Gegenwart wird.“ [13]

---

[13] Ken Wilber | „Das Spektrum des Bewusstseins“

„Die Dinge haben bloß Existenz, aber ihr persönliches Nichts hat Insistenz, es ist ihr Schöpfer und Quell; es ist ihre Verbergung und unvergleichlich mit allen Wundern der Offenbarung und Wirklichkeit." [14]

5. Schöpferische Indifferenz

Wir können unser Leben oder die Erfahrungen und Begebenheiten in unserem Leben mit einem Pendel vergleichen. Es gibt immer wieder Ausschläge in die ein oder andere Richtung. Unter normalen Umständen sind diese Ausschläge, wie bei einem Pendel, nur sehr kurz. Der maximale Ausschlag nimmt den kürzesten Zeitraum ein und die kürzeren Pendelschwünge einen langen Zeitraum. Am längsten ist es in Ruhe. In dieser Ruhe findet sich der geringste Energieverbrauch. Vergleichen wir es mit unserem Leben, wären wir hier in Kohärenz. Im Extrempunkt ist das Pendel nur kurz und auch der Mensch sollte nur kurz in diesen Zeiten verweilen und dann wieder eine Lösung aus der Situation finden und zurück in seine Mitte kommen.

---

[14] Salomo Friedlaender | "Schöpferische Indifferenz"

Aus der Mitte heraus kreieren wir. Aus der Mitte heilen wir. Die Mitte finden wir auch in der Pause unserer Gedanken.
Wenn wir uns nach dem Atem richten, dann gibt es nach jedem Atemzug eine kleine Pause, in der gar nichts ist. Diese Pause finden wir ebenso in der Meditation. Sie entsteht zwischen unseren Gedanken, in der Lücke, die still ist. In dieser Stille oder Pause können wir nicht nur heilen, sondern auch kreieren.

Wir sind immer dann in der Lage, bewusst zu erschaffen, wenn wir nicht in unseren Gedanken sind, nicht in der Dualität, im Ying oder Yang, im Schwarz oder Weiß. In der Indifferenz, in der Pause oder auch Lücke, in der neutralen Größe haben wir die Möglichkeit, in unsere Schöpferkraft zu gelangen.

Im Tao erlangen wir die Balance zwischen Yin und Yang. Wir können die Gegensätze ausbalancieren, beide Seiten wahrnehmen. Wir haben die freie Wahl, womit wir uns identifizieren wollen, was wir erschaffen möchten. Hier findet wahres Verständnis statt und Verantwortung, denn hier kommen wir zur subjektiven Autonomie. Wir sind frei in unseren Gedanken, Gefühlen und den Erfahrungen, die wir uns erschaffen können. Hier handeln wir in Eigenverantwortung und lassen uns nicht als Objekt für die Ziele anderer benutzen.

„Erst das Selbst, worin aller Unterschied vernichtet ist, ist das echte Selbst.
Es unterscheidet, wählt und richtet nicht
wie der Mensch pro oder contra; liebend, hassend,
sondern vor allem erlebt es in sich
den Dreh- und Wendepunkt aller Alternativen,
die reinste Indifferenz aller Differenzen." [15]

Wenn wir nicht achtsam sind, so erzählt uns unser Geist den ganzen Tag etwas. Wir führen Selbstgespräche. Wer all das, was er den Tag über denkt, laut aussprechen würde, würde Gefahr laufen, in eine Irrenanstalt eingeliefert zu werden. Wir sprechen es nicht aus, dennoch kann es uns manchmal fast „irre machen".

Meist denken wir eher negativ als positiv. Wir bewerten andauernd und geben den Dingen ein Label: gut oder schlecht, böse oder lieb, dunkel oder hell. In letzter Zeit übernehmen wir gerne, was uns vorgegeben wird. Je nach Informationsquelle mal der Russe, mal die Ukraine, oder doch die NATO?
Wir greifen negative Presse stärker auf, erinnern uns eher an schreckliche Geschichten. Wir verbinden uns

[15] Friedlaender, Myona 1918 |"Schöpferische Indifferenz"

lieber „gegen etwas“ als „für etwas“. Wir sind gegen den Krieg, aber was tun wir für den Frieden? Nicht viel.

In unserer Mitte sein wäre ein ausgezeichneter Ausgangspunkt. Wir benötigen den Dualismus, um uns ausdrücken und auch erleben zu können - keine Frage - aber wir sollten uns bewusst machen, dass er nur durch uns existiert und wir uns entscheiden können, wo unser Fokus liegt. Die schönen Seiten des Lebens werden oft vergessen.

Unsere Gedanken erschaffen unsere Erfahrungen

Durch ein negatives Denken und das Erzählen von tragischen Geschichten entwickeln wir schlechte Gefühle und erleben eher unschöne Begebenheiten. Wir richten uns an der Negativität aus. Es besteht eine Korrelation zwischen Gedanken und Leben. Selbst die gängige Schulmedizin erkennt sehr langsam, dass die Psyche einen Einfluss auf Krankheit und Heilung hat. Daher ist es so wichtig, sich bewusst zu machen, was man denkt, achtsam zu sein, was man liest und wie viel Drama man konsumiert. Achtsamkeit ermöglicht es uns, unsere Mitte wiederzufinden und unser Leben frei zu gestalten. Sie erlaubt es, die Dinge unbefangen zu betrachten und sie nicht zu bewerten. Sie erzeugt wirkliche Freiheit. Wenn man sich nicht von einer dieser entgegengesetzten Kräfte einfangen und nicht durch Geschichten manipulieren lässt, bleibt man im Gleichgewicht, dem Nullpunkt, der schöpferischen Indifferenz.

„Was immer ist, differenziert sich in Gegensätze. Wenn ihr im Nichts des Nullpunktes bleibt, bewahrt ihr die Balance und Perspektive." [16]

Solange wir Gefühle ablehnen, nicht hinsehen wollen, Dinge nicht erleben möchten, sind wir weit weg von dieser Mitte. Je nachdem, wie intensiv wir das betreiben, sind wir nahe am Pendelausschlag. „Nicht erleben wollen" schüttet Öl ins Feuer. Wenn wir aber unsere Gefühle einladen und durchleben, dann können wir sie auch loslassen und werden nicht durch sie gesteuert. Wir werden wieder zum Kapitän unseres Schiffes. Wir können unserer eigenen Führung vertrauen und selbst kreieren. Wir werden vom Opfer zum Täter. Vom Mitfahrer zum Fahrer. Wir gestalten aktiv unser Leben und unsere Erfahrungen.

---

[16] Fritz Perls, Paul Goodman und Ralph F. Hefferline, 1981 | "Gestalt Therapy: Excitement and Growth in the Human Personality."

Im Moment befinden wir uns gesellschaftlich gesehen nicht in unserer Mitte, sondern irgendwo auf dem Weg zum maximalen Pendelausschlag. Trotz aller Möglichkeiten der Selbstentfaltung, der sexuellen Freiheit bis hin zur freien Geschlechtswahl, der unendlichen Informationen über das Netz und der vermeintlichen Freiheit der Wissenschaft scheinen wir alle auf einer Spur zu sein und in einem Gleichklang zu schwingen, der uns nicht guttut, denn er ist nicht vom Klang geleitet, sondern von Hass und Spaltung. Wir befinden uns in einem Extrem.
Nicht oft wurden unsere Informationen so sehr in Frage gestellt. Und wohl selten wurden wir derart manipuliert, wie in den letzten Jahren, obwohl wir genau wissen, wie die Manipulation funktioniert. Wir nehmen es hin. Wir begehren nicht auf. Wir ertragen. Wir sind passiv. Wir sind Opfer.

In den letzten Jahren wurde es immer klarer, dass sich ein Großteil der Gesellschaft immer mehr von sich selbst entfernt hat und Körper, Geist und Bewusstsein nicht in Einklang bringen konnte.

Manche verwenden den Begriff „Zwangsbekenntnisgesellschaft" für diese Art der Gesellschaft, die so weit von ihrer Mitte entfernt ist - und der schöpferischen Indifferenz. Die Allgemeinheit geht inzwischen gar nicht mehr davon aus, ein Teil des Geschehens zu sein. Sie verliert sich durch das Aufspringen auf den Wagen, der gerade durch das Dorf gezogen wird. Sie versucht dadurch ein gutes Gefühl zu erhalten: Dabei zu sein, richtig zu liegen, ein Teil der Truppe zu sein.

Wir haben uns von negativer Berichterstattung abhängig gemacht und stürzen uns förmlich darauf. Es wird auch ohne weiteres Wissen Partei ergriffen und man gibt sich selbst ein Label: „Ich bin gut und auf der richtigen Seite".
Ob das Leben so simpel ist?

Je negativer die Presse und die Geschichten, desto besser! Es wird konsumiert ohne Ende! Die Folge ist eine unglückliche, kranke, dekadente und zerstörerische Gesellschaft, die keine eigene Meinung mehr vertritt, sondern sich gemeinsam in den Abgrund stürzt - ohne es zu merken.
Wir schreien nach Frieden und Gesundheit, befeuern jedoch Krankheit und Krieg. Wir haben uns absolut verloren - ein Kennzeichen der meisten Menschen mit einer schweren Krankheit: Dass sie sich verloren haben.

Frieden kann nur in der Mitte entstehen. In der Mitte des Pendels, in der Indifferenz. Denn diese gibt uns die Möglichkeit, beide Seiten zu sehen und eine Lösung zu finden.

Wir stürzen uns aber förmlich ins Gegenteil. Der islamische Terror wurde direkt von Corona abgelöst; seit Corona hat sich niemand mehr für den Terror interessiert. Die Angst war mit einem Schlag beendet und wurde durch eine noch größere abgelöst: Eine Angst, die nicht nur ein paar wenige Opfer des Terrors betraf, sondern jeden einzelnen. Die ganze Welt. Und nach etwa zwei Jahren, von einem Tag auf den anderen, sind wir wieder umgestiegen: von Corona in den Krieg! Natürlich wird sich noch kurz gefragt, ob die Flüchtlinge wohl geimpft sind, aber dieses Drama heben wir uns für später auf. Diejenigen, die den Impfgegnern ihren Kampf um Freiheit und Grundrechte absprachen, fordern nun von den Menschen, um ihre Freiheit zu kämpfen, egal, wie viele Opfer es geben wird. Sie fordern die Ukraine zum Kampf auf, auch wenn sie kurz zuvor die Freiheit ihrer eigenen Mitmenschen mit Füßen getreten haben.

Das Pflegepersonal wurde 2020 noch beklatscht und 2022 mit einer Impfpflicht abgewatscht. Es fehlt an wirklicher Wertschätzung. Jeder hat seine eigene Überzeugung. Jeder trägt seine eigene Verantwortung und jeder macht seine eigene Erfahrung. Wir als Menschheitsfamilie sollten unser Mitgefühl ausdrücken können. Empathie empfinden, die uns eigentlich als Mensch auszeichnen sollte. Werden diejenigen beklatscht, die sich aus sozialen Gründen haben impfen lassen und zum Beispiel einen Impfschaden erlitten haben? Nein, natürlich nicht. Man lässt sie hinten herunterfallen, weil dieser Aspekt nicht ins Bild passt und wir verlernt haben, die Dinge aus einer neutralen Perspektive zu betrachten. Ohne diesen neutralen Punkt kommen wir aber weder in Forschung und Wissenschaft noch persönlich weiter.

Heilung findet in der Pause der Gedanken statt. Kreieren und Erschaffen können wir nur in der Indifferenz. Wir verbauen uns also selbst den Weg. Wir haben ihn im Sumpf der Angst, unserem massiven Medienkonsum und einer andauernden Polarisierung verloren.
Es fehlen die Grautöne in unserer Gesellschaft. Es gibt mehr als schwarz und weiß. Wer die Grautöne verliert, macht sich auf den Weg in ein totalitäres System. Ein System, in dem jedem Einzelnen die Verantwortung genommen wird. Verantwortung aber macht uns als Mensch aus und führt uns in die Zufriedenheit.

Wir haben uns weit entfernt von Empathie. Wir hoffen, ein Facebook Cover in Gelb-Blau oder aber das „Geimpft-Zeichen" im Profil reichen aus als Beweis

der Menschlichkeit. Wir bekennen uns zu dem, was gerade in Mode ist, und hassen, was out ist. Mal der Ungeimpfte, mal der Russe. Mal darf der eine nicht in die Geschäfte, die nicht der Grundversorgung angehören, oder ein Restaurant besuchen. Dann schickt man dem anderen kein Spielzeug, lässt ihn nicht ins Krankenhaus oder streicht ihn vom Opernplan und zeigt damit seinen Unwillen. Mal sollen die Ungeimpften von der ärztlichen Behandlung ausgenommen werden, dann die Russen. Gab es nicht einmal den Eid des Hippokrates? Ethische Standards? Und gehören wir nicht ALLE der Menschheitsfamilie an?
Wir spalten, was einmal zusammengehörte. Wir positionieren uns, ohne die Zusammenhänge zu kennen. Wir laufen wie Schafe hinterher, um uns in einer Gruppe wiederzufinden, wo wir nur deshalb anerkannt werden, weil wir auch dabei sind. Zufrieden macht uns das nicht.

„Das erste Opfer des Krieges ist die Wahrheit", sagte schon US-Senator Hiram Johnson in 1914. Daran hat sich nichts verändert.
In den Frieden - den eigenen und den der Völker - gelangen wir nur, wenn wir selbst in unsere Mitte gelangen. Das ist jedoch das Gegenteil von Zwangsbekenntnissen und dem Verurteilen anderer Menschen und deren Überzeugungen.

Was aber passiert, wenn wir allem ein Label geben

Je mehr wir in der Bewertung sind, desto unfreier werden wir. Freiheit entsteht dann, wenn wir die Bewertungen loslassen können und die Dinge weder gut noch schlecht sind. Erst dann sind wir frei zu entscheiden. Wir bringen uns oft in eine Situation im Leben oder auch in Krankheiten, in der wir nur zwischen Pest und Cholera wählen können und damit glauben, keine Wahl zu haben.

Eine Wahl haben wir im Grunde immer dann, wenn wir beide Seiten akzeptieren, wir also sowohl die Pest als auch die Cholera annehmen können. Dann sind wir frei und können eine echte Wahl treffen und manifestieren. Indem wir die Dinge aber bewerten und in Kategorien einordnen, machen wir es uns sehr schwer, wenn nicht unmöglich.

Erst einmal ist es leicht, alles zu „kategorisieren“, den Dingen ein Etikett zu verpassen, wie „gut“ oder „schlecht“, oder sie in eine Box zu stecken, eine Schublade. Aber auf den ersten Blick gibt es schon zwei Probleme: Wir verbauen uns eine freie Wahl und wir machen uns und andere zu einem Objekt, einer Sache. Wir sehen nicht mehr die Grautöne und schon gar nicht die ganze Farbskala in einem Menschen, was verletzend ist.

Wenn Sie zum Beispiel als Brustkrebspatientin zum Onkologen kommen, dann möchten Sie nicht hören, dass die rechte Brust ein Trennungskonflikt von Ihrem Kind oder Ihrer Mutter ist, wenn es diesen gar nicht gibt. Sie möchten als eine Person mit einer Geschichte und vielen Möglichkeiten wahrgenommen werden.

Besonders unangenehm wird es dann, wenn der Arzt oder Therapeut darauf beharrt und ein Totschlagargument bringt: „Sie haben es verdrängt. Es ist so. Sie werden es schon sehen."

Dann werden Sie in eine Box gepackt und der Deckel geschlossen. Sie haben ein Etikett bekommen. „Brustkrebs aufgrund Mutterkonflikt", „Brustkrebs wegen Beziehungskrise", „Brustkrebs besonders aggressiv" oder „unheilbar". Man könnte auch einem Mann mit Prostatakrebs sagen, er sollte mehr Sex haben und sich mit seiner Tochter versöhnen. Manchmal ist es so einfach und auch offensichtlich. Aber nicht immer. Es gibt auch Männer, die viel Sex haben, keine Tochter und trotzdem Prostatakrebs. Das Leben ist vielfältig. Es gibt guten Sex und schlechten. Quantität ist nicht immer Qualität. Wären solch simple Ideen wahr, so hätten wir keine Geistlichen mehr und alle Nonnen wären ausgestorben (vorausgesetzt, sie halten sich an ihre Regeln).

Krebs ist multifaktoriell, wie so viele Krankheiten. Wir müssen also offenbleiben, uns von Labels trennen, wenn wir wirklich etwas erreichen wollen. Wir sind nicht nur eindimensional. Es gibt zahlreiche Gründe zu erkranken und wir sind nicht alle dieselben Menschen. Selbst wenn wir dieselben Konflikte haben, reagieren wir unterschiedlich.
Sobald man sich von all diesen Gründen befreien kann und nicht einfach annimmt, was andere denken und über einen stülpen, findet man am einfachsten den eigentlichen Grund der Erkrankung - oder eben auch mehrere.
Heilung findet immer dann statt, wenn wir über diese Labels hinwegsehen können oder uns von ihnen trennen. Heilung geschieht in der neutralen Pause.
Oft halten uns die Überzeugungen – auch die anderer - davon ab, wirklich etwas zu verändern und zu heilen. Die Dinge sind und wir deuten – manchmal richtig, manchmal falsch. Wir erkennen dabei nicht, dass alles grundsätzlich erst einmal nur ist.

Negative Geschichten erzählen wir lieber. Wir schenken ihnen mehr Aufmerksamkeit. Wenn wir uns aber in zu vielen solcher Geschichten verlieren, erschaffen wir uns genau dieselben Geschichten erneut und gestalten so unsere Zukunft aus unserer Vergangenheit. Unsere Vergangenheit an sich ist kein Problem. Es sind nicht die Narben, Impressionen oder

Geschichten, die wir erlebt haben, die uns entweder in die Freude oder das Leid führen, sondern unsere Bewertung dieser Geschichten. Leider haben wir Menschen die Tendenz, im Nachhinein diese Negativität zu verstärken. Wir erzählen unsere Geschichten durch eine dunkle Brille. Je öfter wir diese wiederholen, desto präsenter werden sie.
Auch kann es passieren, dass wir das Gleiche sehr unterschiedlich wahrnehmen oder unterschiedliche Schlüsse daraus ziehen. Auch das konnten wir in Zeiten von Corona gut beobachten. Für den einen existierte das Virus gar nicht, für den anderen war es so gefährlich wie Ebola.

Als eine Gruppe von Fröschen durch den Wald hüpfte, fielen zwei von ihnen in eine tiefe Grube. Alle Frösche versammelten sich um die Grube, um zu sehen, was sie für ihre beiden Artgenossen tun könnten, um ihnen zu helfen.
Als sie sahen, wie tief die Grube war, entschied sich die Gruppe, dass man die Frösche nicht retten konnte. Die Grube war zu tief. So bereiteten sie die beiden Frösche auf ihren Tod vor und gaben ihnen noch ein paar Ratschläge:
„Ehrlich Freunde, das ist nicht machbar!" „Es gibt keinen Weg heraus!", „Spart euch die Energie, da kommt ihr nicht mehr heraus", „Das wird

schwierig!", „Das kann nichts mehr werden!",
„Nehmt euer Schicksal an!"
Einer der beiden Frösche reagierte auf die Worte, atmete noch einmal tief aus und starb auf der Stelle.
Der andere Frosch aber sprang und sprang und hörte nicht auf, es zu probieren, während man ihm weitere Tipps gab wie: „Akzeptiere dein Schicksal", „Nimm an, was dir passiert",
„Ordne deine Sachen und akzeptiere den Tod",
„Wir können leider nichts mehr für dich tun".
Der Frosch gab dennoch nicht auf. Er sprang weiter und weiter und plötzlich schaffte er es! Erschöpft landete er neben der Grube.
Alle Frösche versammelten sich um ihn und fragten: "Warum hast du nicht aufgegeben, obwohl wir dir gesagt haben,
dass es nicht gelingen kann?"
Der Frosch schüttelte den Kopf und sagte:
„Tut mir leid, ich kann euch nicht hören, ich bin ein tauber Frosch! Ich habe aber gesehen, wie ihr mich alle unterstützt habt und da wollte ich euch nicht enttäuschen!"

Wir entscheiden also, was wir annehmen und was nicht, welche Überzeugungen wir übernehmen und welche uns nicht guttun. Menschen mögen versuchen, uns zu beeinflussen. Ob wir diese Beeinflussung annehmen, bleibt aber unsere Entscheidung. Wir müssen uns nicht die Geschichten anderer erzählen und sie zu unserer Wahrheit machen. Manchmal bleibt uns auch nichts anderes übrig, als uns wie ein tauber Frosch zu verhalten.

Es gibt noch ein weiteres Beispiel. Christopher Columbus war ein italienischer Seefahrer in kastilischen Diensten, der im Jahr 1492 Amerika wiederentdeckte, als er eine Insel der Bahamas erreichte. Er wurde der erste Vizekönig der „las Indias" genannten Gebiete. Er war der Überzeugung, in Indien gelandet zu sein. Bis zu seinem Lebensende anerkannte er nicht, Amerika wiederentdeckt zu haben. Er hatte eine andere Perspektive.

Genauso wie die beiden Frösche in der Geschichte ihre Umwelt sehr unterschiedlich wahrgenommen haben und Columbus nicht daran glaubte, Amerika wiederentdeckt zu haben, verhält es sich mit unserer Vergangenheit.
Wir neigen dazu, diese meist negativer zu sehen, als sie tatsächlich war. Erst im Alter tendieren wir dazu, unsere Vergangenheit in ein besseres Licht zu stellen und teilweise auch rosa einzufärben. Tatsache aber ist, dass es sich immer um die gleiche Vergangenheit handelt. Unser Leben steht unter einem starken Einfluss der Geschichten, die wir uns erzählen. Je

negativer diese sind, umso schlechter geht es uns und umso negativer gestalten wir unsere Zukunft.
Wir haben die Wahl, welche Geschichte wir uns erzählen. Vielleicht sind wir nur noch einen Schritt von unserem Ziel entfernt und erreichen es nicht, weil wir nicht an die Möglichkeit glauben, es zu schaffen, da wir uns erzählen, dass es nichts werden kann.
Wenn wir uns von all diesen negativen Vorstellungen befreien, sind wir in der Lage zu erschaffen, was wir uns wünschen.

"Niemals ist in der Geschichte der Menschheit
derartig intensiv über Identität geforscht
und diskutiert worden wie
im anbrechenden Globalisierungszeitalter;
und niemals zuvor war es derartig unklar,
wie menschliche Identität
tatsächlich zu beschreiben ist.
Die Einheit des Selbst und die Einheit der Welt
schienen im Höhepunkt der Postmoderne
für immer verloren. " [17]

[17] Ken Wilber | "Integrales Denken"

„Der Dalai Lama hat seine Friedensphilosophie auf der Grundlage von großer Ehrfurcht vor allen Lebewesen und der Vorstellung einer universellen Verantwortung, die sowohl die gesamte Menschheit als auch die Natur umfasst, entwickelt." [18]

6. Was hat die Indifferenz mit Verantwortung zu tun?

Nun wird es sehr ungemütlich: Unser Leben liegt in unserer Verantwortung und ja, ich kenne all die Aufschreie, all die ABERS! Ich bin Profi in all diesen, denn auch ich habe sie schon verwendet. Hat es mich einen Schritt weitergebracht? NEIN!
Selbstverständlich ziehe ich es erst einmal vor, Opfer zu sein, denn was kann ich schon dafür und obendrein ist es sehr bequem. "Gemütlich" ist im Übrigen mein Lieblingswort!
Möchte ich etwas mit den Krisen in meinem Leben oder gar mit den Krisen der Welt zu tun haben? Selbstverständlich nicht! Ich wäre blöd, wenn ich

[18] The Dalai Lama has developed his philosophy of peace from a great reverence for all things living and upon the concept of universal responsibility embracing all mankind as well as nature. In the opinion of the Committee the Dalai Lama has come forward with constructive and forward-looking proposals for the solution of international conflicts, human rights issues, and global environmental problems. https://www.nobelprize.org/prizes/peace/1989/press-release/

diese Verantwortung übernehmen würde! Die anderen sind daran schuld! Und kann ich etwas verändern, wenn ich keine Verantwortung übernehme?

Verantwortung zu übernehmen bedeutet, aus der Opferrolle zu treten

Und mein Krebs? Tja! Umweltgifte, Zufall oder eben einfach Pech? Natürlich gibt es all diese Gründe und im Gegensatz zu vielen anderen sehe ich meinen Krebs nicht als mein „größtes Glück", „meinen Weckruf" oder sonstigen Positivismus. Das liegt ganz einfach daran, dass ich eine ganz andere Lebensphilosophie habe. Ich gehe nicht davon aus, dass ich in einer dunklen Grube sitzen muss, damit ich eines Tages den blauen Himmel sehen kann. Anders ausgedrückt: Ich muss nicht leiden, um Erkenntnisse zu erhalten, nicht durch ein tiefes Tal schreiten, um erleuchtet herauszukommen. Selbstverständlich habe ich durch meine Krankheit gelernt, aber ich kann nicht sagen, dass ich sie nicht missen möchte. Meines Erachtens hätten es ein paar schlaue Bücher auf der Couch auch getan. Und nein – und das gehört natürlich auch zu meiner Grundüberzeugung, ich strahle seit meiner Genesung nicht 24 Stunden wie ein Honigkuchenpferd und fühle mich erleuchtet, oder weiß, wie es geht mit der Heilung. Ich nähere mich der Idee, wie die Heilung funktionieren könnte, nur an. Dennoch weiß ich, würde ich

Erleuchtung mit 24 Stunden Strahlen in Verbindung bringen, so könnte ich es tun, denn dann wäre es meine Überzeugung. Überzeugungen erschaffen Erfahrungen. Ich kreiere meine Welt. So einfach ist es! Mit Sicherheit würde ich auch glauben, erleuchtet zu sein, wenn ich das wollte.
Warum habe ich also meinen Krebs bekommen – oder um genau zu sein: Morbus Hodgkin – denn seit ich im Internet unterwegs bin, kenne ich ja jede Form der Kritik und weiß nun auch, dass Hodgkin systemisch und daher kein Krebs, sondern eben Lymphdrüsenkrebs ist, und nur Ärzte ihn als Krebs bezeichnen, da sie ihn wie Krebs behandeln und man am Ende wie bei Krebs stirbt. Also warum habe ich diese Krankheit bekommen und was hat das mit meiner Verantwortung zu tun?

Meines Erachtens hätte ich früher gegensteuern müssen. Gegen die vielen Gifte in Form von Impfungen und Medikamenten oder Holzschutzmitteln hätte ich eventuell nichts tun können, aber spätesten mit 16 hätte ich meinen Kopf einschalten sollen und mir mit Sicherheit mit 32 meine Krankheit erspart. Wer mit 16 Kafka lesen kann, kann auch Beipackzettel verstehen oder sich die Frage stellen, ob er Quecksilber, Aluminium oder andere Wirkverstärker in seiner Blutbahn möchte! Man muss weder mit 16 der

Werbung der Pharmaindustrie glauben, noch mit 32, 64 oder 80.
Eines meiner Lieblings-Asthmamittel hatte als Nebenwirkung die stoffwechselbedingte Übersäuerung (metabolische Azidose) - eine wunderbare Voraussetzung für viele Krankheiten. Ich hatte eine Wahl, ich habe sie nur nicht erkannt und wahrgenommen. Ich hätte nach all den Giften auch meinem Körper etwas Gutes tun können, was ich aber nicht in ausreichender Art und Weise getan habe.

Ich erzähle meinen Eltern nun wohl seit 10 Jahren, dass man keine Magenschoner nimmt, wenn man im Alter Demenz möglichst ausschließen beziehungsweise nicht fördern möchte. Hören sie zu? Nein. Kam eine leichte Form der Demenz: ja. Wurde durch die Magenschoner ein Mangel an verschiedenen Vitaminen im Blut nachgewiesen: ja. Hat es etwas mit ihnen zu tun? Ja. Und mit mir? Natürlich auch, denn ich bin überzeugt davon, dass PPIs [19] in den Vitaminmangel und die Demenz führen (und natürlich noch in das ein oder andere mehr). Bin ich bei diesem Thema indifferent? Absolut nicht. Sollte ich mich jetzt beschweren? Naja, ich erlebe eben, was ich glaube!

---

[19] PPI ist die Abkürzung Protonenpumpeninhibitor. Sie werden auch als Protonenpumpenhemmer oder Protonenpumpenblocker bezeichnet. Zu dieser Medikamentengruppe gehören: **Omeprazol, Esomeprazol, Pantoprazol, Lansoprazol und Rabeprazol**.

Die Veränderung ist immer eine Herausforderung. Dinge zu hinterfragen kann sehr unangenehm sein. Oft fehlen uns sogar die Ideen, wie unser Leben wirklich sein sollte. Wir haben uns so in unserer negativen Welt - in der viele Krankheiten unheilbar sind und Dinge nicht funktionieren, die Familie unmöglich ist und der Partner ein Idiot - eingelullt, dass wir uns gar nichts anderes mehr vorstellen können. Wir haben sogar die Vorstellung verloren, wie unser Leben im besten Fall aussehen sollte. Wir schöpfen nicht aus einem Füllhorn, sondern haben uns auf das Negative reduziert. Wir haben uns sogar so an unser Drama gewöhnt, dass wir davon abhängig sind und uns darin wohlfühlen. Zumindest ist es uns bekannter und vertrauter als alles andere.

Wir kennen unsere Gefühle. Es gibt keine Überraschung mehr in unserem Drama und, so gesehen, fühlen wir uns darin wohl, weil es altbekannt ist. Neues überfordert uns erst einmal, macht uns unsicher. In unserer Welt aber verstehen wir alles und haben uns daran gewöhnt. An unser Leid und unser Leiden.

Wenn wir von unseren alten Emotionen leben und diese immer und immer wieder erschaffen, dann signalisieren wir konstant die gleichen Gene, erzeugen andauernden Stress und die daraus resultierenden Krankheiten. Wir befinden uns in einer Dauerschleife. Das Endergebnis ist eine ernstzunehmende Situation oder Krankheit. Es liegt in unserer Verantwortung, dies zu verändern. Es ist unsere Entscheidung. Das Missmanagement unserer Gedanken kreiert Drama und Verzweiflung.

Was wir denken, bestimmen nur wir

Im Sport verwenden wir schon lange mentale Techniken und übernehmen somit auch Verantwortung für uns. Wir können als Skifahrer nicht 24 Stunden am Tag den Berg hinuntersausen, um zu üben. Damit würden wir uns gegen unseren Körper richten. Also stellen wir uns den Abfahrtslauf vor. Genauso machen wir es im Reitsport. Ein Pferd kann nicht permanent tanzen oder über ein Hindernis gesprungen werden, aber der Reiter kann sich seinen perfekten Ritt vorstellen. Die gleiche Technik nutzen die Pianisten, um ihre Hände zu schonen. Die Wissenschaft hat inzwischen festgestellt, dass die Vorstellung ausreicht, um ein Muskelwachstum zu erschaffen, fitter zu werden oder auch zu siegen.
Liegen wir aufgrund einer Krankheit im Bett, so sollten wir „mental joggen gehen“, um uns fit zu halten. Es liegt also absolut in unserer Verantwortung, ob und wie wir aus dem Krankenbett aufstehen.

Wir sind abhängig von unseren Gedanken und Emotionen. Wenn wir morgens schon negativ starten, endet der Tag meist auch schlecht. Daher sollten wir auf unsere Gewohnheiten achten und uns eine gesunde Routine erschaffen.

Wir müssten unsere Gedanken nur neu definieren und sie unserem Leben dienlicher machen. Wir benötigen Achtsamkeit, um zu erkennen, was wir denken. Wenn wir in Gedanken eine Abfahrt, einen Parcours oder einen Dressurtest üben und jedes Mal die Idee mitschwingt, dass wir eh verlieren, so kann es schwierig werden, welche Realität wir uns erschaffen: Den perfekten Test oder eben ein Verlieren, weil ein anderer seine Vorstellungskraft besser nutzte?

Wir sollten also wissen, was wir denken, und unsere Überzeugungen und Gedanken bereinigen. Das erfordert Ehrlichkeit.

„Der weiße Mann hat die Uhr.
Wir haben die Zeit."

Das gilt auch für die Bewertung unserer Realität. Jeder hat einen anderen Blickwinkel und ein anderes Erleben. Die absolute Wahrheit einer Situation gibt es gar nicht. Wir können uns aber unsere Grundzufriedenheit erschaffen und unsere Probleme loslassen, um unsere Realität mehr an unseren Vorstellungen zu orientieren.

"Von welcher Realität sprechen Sie, junger Mann?".[20] Von Foerster erinnert uns daran, dass sich - je nach Blickwinkel, nach den verwendeten Instrumenten und genutzten Sprachen oder Grundannahmen - für jeden Beobachter eine jeweils andere Sicht auf seine Realität ergibt - auch in der Wissenschaft.

Der Physiker ist auch für den folgenden Ausspruch bekannt: "Wahrheit ist die Erfindung eines Lügners". Es gibt sie also nicht, die Realität oder Wahrheit, sondern es gibt nur unsere Realität und unsere Wahrheit.
Manche Fragen in der Welt sind einfach zu beantworten, wie zum Beispiel: „In welcher Stadt sind Sie geboren?" oder „Wie alt sind Sie?".
Andere Fragen werden schwierig: „Wer ist der Böse im Krieg?" oder „Welche Ursache hat Krebs?".
Nun, ich kann darauf mit einer von Hunderten von Theorien antworten, aber welche ist nun richtig oder wahr? Für jeden, der eine Theorie aufstellt, ist diese

[20] "Über selbstorganisierende Systeme und ihre Umwelten" | Heinz von Foerster (österreichischer Physiker, Kybernetiker und Philosoph. Heinz von Foerster war Professor für Biophysik und langjähriger Direktor des Biological Computer Laboratory in Illinois.)

richtig und wahr. So wie ich glaube, dass Lymphdrüsenkrebs im Zusammenhang mit Giften steht.

Wir können noch nicht einmal beantworten, wie das Weltall entstanden ist. Wir finden aber Menschen, die glauben, es zu wissen und schon einmal festgelegt haben, dass sich Gott am Sonntag von seiner Arbeit damit erholt hat. Je besser die Geschichte zur vermeintlichen Wahrheit ist, desto eher glauben wir diese.
Warum erschaffen wir uns also eine Realität, die uns gar nicht gefällt, und nehmen an, sie sei wahr und unabänderlich?
Warum schließen wir nicht mit der Situation Frieden?
Warum können wir so schlecht verzeihen?

Überdenken

Das könnte am ewigen Überdenken - dem „Overthinking" - liegen. Auch ich habe es lange Zeit gemacht und es hat mich nicht glücklicher und zufriedener gemacht. Denn leider heißt das nicht, dass wir einen Zustand von allen Seiten beleuchten und somit umfassend informiert sind; es heißt nur, dass wir zu viele Informationen aus einer Perspektive entweder selbst erschaffen oder uns nur in der einen Richtung informieren.

Glauben Sie, es hätte mir geholfen, wenn ich mir bei meiner 8-Wochen-Prognose nur Bücher und Geschichten zu Gemüte geführt hätte, bei denen der Protagonist elendiglich und schnell an Krebs stirbt? Haben Sie je erlebt, dass Ihnen negative Selbstgespräche weitergeholfen oder Sie fröhlicher gestimmt haben? Nein, natürlich nicht. Der Körper reagiert auf solche Gedanken wie auf eine echte Katastrophe. Für ihn ist es real.

Wir kennen die Geschichte vom Placebo. Nicht ganz so vielen Menschen ist auch der „Noceboeffekt" bewusst, aber er hat es schon in die Schulmedizin geschafft - und das will etwas heißen! Nocebos erzeugen Stress. Stress hindert uns nicht nur an einem glücklichen Leben, sondern auch an der Heilung. Wir sollten also wachsam sein, was wir konsumieren. Lesen wir stundenlang über die aktuelle Kriegssituation und beenden den Tag mit ein paar „Lauterbachschen Prognosen", so können wir uns nicht wohlfühlen. Auch wenn es uns magisch anzieht, wir immer mehr und mehr wissen möchten und über nichts anderes mehr sprechen. Es tut uns nicht gut. Es macht uns nicht glücklich und lässt uns nicht positiv in die Zukunft blicken. Außerdem hindert es uns daran, im Jetzt zu sein. Je mehr Sie sich zu einem Thema informieren, desto mehr Informationen werden auf Ihrem I-Pad oder Computer genau dieses Thema betreffend erscheinen, denn die digitalen Medien sind perfekt auf uns zugeschnitten. Schauen Sie sich einmal bei YouTube einen Film über einen geretteten Hund an, so werden auf Ihrem Bildschirm nur noch Filme von armen, unglücklichen Tieren erscheinen. Lieben Sie die Lauterbachsche Prognose, so werden Ihnen nur Artikel angeboten, bei denen Sie sich wundern, dass Sie diese Krise bisher überlebt haben. Ihre Zweifel, die Zukunft zu überstehen, werden täglich größer.

Seien Sie also achtsam, in welche Filterblase Sie sich bei Ihrer Suche nach Informationen begeben und ob diese Ihnen auch wirklich guttun oder nicht - insbesondere dann, wenn Sie Ihr Leben verändern wollen oder Sie eine tatsächliche Krise erleben. Sie sind der Konsument und tragen die Verantwortung, wann Sie ausschalten. Bleiben Sie aber mit Ihren Informationen und Ihrem Umfeld immer in derselben negativen Blase, so werden Sie sich weder weiterentwickeln noch wird sich Ihr Leben, Ihre Gesundheit oder Ihr Glück zum Guten verändern. Sie benötigen den Dialog mit anderen, um neue Ideen zu bekommen und neue Erfahrungen zu machen.

„Wo es Verantwortung gibt, gibt es keine Schuld." [21]

7. Gedanken erschaffen Erfahrungen

Der Anfang der Eigenverantwortung liegt im Denken. Wir entscheiden uns zu denken und auch, was wir denken. Wir bestimmen, was richtig und falsch ist.
Wir reagieren auf Situationen; es ist nicht die Situation, die unser Verhalten oder unsere Gefühle bedingt.

Es ist genau das, was Dr. Viktor Frankl und Dr. Edith Eger kontinuierlich in all ihren Büchern und Interviews zu ihrer Zeit im Konzentrationslager berichten. Sie mussten sich konstant aus der Schleife der negativen Gedanken und Angst bringen. Viktor Frankl hat als Psychologe besonders die Sinnhaftigkeit der einzelnen Menschen beobachtet. Hatten sie ihren Sinn verloren, so starben sie leichter. Waren sie der festen Überzeugung, noch etwas Bestimmtes machen zu wollen, so überstanden sie auch widere Umstände. Was Sinn ergab und was nicht lag immer im Auge des Betrachters.
Dr. Edith Eger hat ihre Kraft aus der Gemeinschaft und der Hilfsbereitschaft gezogen. Sie musste vor Josef Mengele tanzen, der ihr manchmal dafür ein

[21] Albert Camus

Stück Brot gab. Oft teilte sie dieses mit anderen Mädchen. Diese Mädchen retteten sie dann zu einem späteren Zeitpunkt.
Die Dinge sind so, wie sie sind, aber die Reaktion auf diese Dinge liegt in unserer Hand.

Alles beginnt und endet mit uns

Dr. Viktor Frankl und Dr. Edith Eger haben es geschafft, trotz aller widriger Umstände aus dieser Zeit gestärkt hervorzugehen. Dr. Edith Eger betont immer wieder, dass es keine Krisen gibt, nur Situationen, die potentiell zur Transformation führen und den Menschen stärker machen. Es geht immer um den Blickwinkel und den Umgang mit der Situation. Sie vertritt die Grundüberzeugung, dass das Leben immer richtig liegt und wir aus allem etwas ziehen können – ob es dabei um eine persönliche Katastrophe geht, einen Krieg oder eine Krankheit. Wir entscheiden uns, wie wir diese Katastrophe meistern: Wir können an ihr zerbrechen oder wachsen.

Die beiden Psychologen zeigen uns auf, wie wichtig es ist, uns in einer gravierend schwierigen Situation nicht aufzugeben, sondern Ziele zu setzen und diese zu verfolgen. Und die Ansicht der Dinge so zu formen, dass wir damit leben können – auch unter den aller schwierigsten Bedingungen. Und es kann wohl nichts Schrecklicheres als Auschwitz geben!

Im Allgemeinen aber haben wir es ja viel leichter. Im Normalfall sind wir nicht im Krieg, sondern es ist das ganz normale Leben, das uns plagt.
Unser Problem oder das Gefühl, das wir über unser Leben haben, entsteht meist daraus, dass wir uns selbst nicht lieben oder den Eindruck haben, das Leben sei nicht genug. Somit haben wir es wieder einmal selbst in der Hand.

Wir entscheiden, was wir denken, wie wir unser Leben bewerten und was wir daraus machen. Nun, das bedeutet nicht, dass Sie ab morgen jeden Tag vor dem Spiegel stehen sollten und sich sagen: „Ich liebe mich!". Das kann eine gute Übung sein, bedeutet allerdings auch, dass Sie es nicht tun, sonst stünden Sie nicht vor dem Spiegel. Aber es ist ein guter Anfang. Ein weiterer Anfang wäre, sich morgens und abends bewusst zu machen, was man an seinem Leben und sich selbst mag. Wofür man dankbar ist. Eine wunderbare Übung.

Beobachten Sie, was Sie denken und dann: Alles, was schadet, raus! Verlassen Sie die Opferhaltung und werden Sie zum Täter! Vertrauen Sie auf sich selbst - und wenn Sie das nicht können, so fangen Sie an aufzuschreiben, welche Situationen Sie wunderbar gemeistert haben. Erkennen Sie Ihre eigenen Limitationen als Ihre Gedanken an, die nicht wahr sind. All das entsteht in unserem Gehirn und entspricht nur unserer persönlichen Idee der Realität, nicht aber der Wirklichkeit, denn eine Wirklichkeit an sich gibt es nicht, genauso wenig wie eine Wahrheit.

Wenn man im Fischteich ist,
kann man das Wasser nicht sehen

Wenn Sie Ihre Gedanken beobachten, dann ist es wichtig, einen Schritt zurückzumachen, Abstand zu gewinnen und zu erkennen: Das bin nicht ich! Es sind meine Gedanken. Es ist meine Kreation – aber nicht ich. Lasse ich diese los, so wird sich alles verändern, auch ich oder das, was ich für mein „Ich" halte.

Unser Leben ist immer so kompliziert wie unsere Psyche und unsere Überzeugungen. Auch diese gilt es zu verändern, zu dehnen, zu trainieren – wie wir es mit unserem Körper ebenfalls tun. Auch im Sport oder im Yoga gibt es Übungen oder Posen, die uns nicht liegen. Unser Gehirn produziert in rasender Eile Gründe, warum wir jetzt aufhören oder die Pose nicht machen sollten. Gerade diese Posen sind so wichtig. Wenn wir sie annehmen können, kommen wir tiefer und tiefer in sie hinein und werden uns wundern, wenn sie uns zu einem späteren Zeitpunkt gar nichts mehr ausmachen! Wir dehnen uns in die Pose. Wir kommen ein Stück weiter! Bei unseren Gedanken macht es auch Sinn, genau zu überlegen, ob wir uns nicht selbst einen Stolperstrick spannen? Es erscheint mir zum Beispiel fast schon „in" zu sein, dass mir jeder Krebspatient erzählt, dass er einen „besonders bösartigen, schnellwachsenden, hinterhältigen Krebs" habe. Einerseits erzeugt dies deutlich mehr Aufmerksamkeit als eine harmlose Erkältung, andererseits bestätigen wir uns selbst den ganzen Tag, dass wir es mit etwas besonders Schrecklichem zu tun haben. Etwas „besonders Schreckliches" ist aber automatisch nicht leicht zu kurieren - nein, es beinhaltet eher, dass es gar nicht zu heilen ist. Und genau das wollen wir nicht, denn wir hoffen tief in uns, dass wir es „einfach loslassen" könnten.

Wenn Sie von Krebszellen in ihrem Körper sprechen, so ist das etwas völlig anderes, als wenn Sie „einen besonders bösartigen Tumor" haben. Was man „hat", lässt man auch schwerer los. Oft versteifen sich die Krebspatienten sehr in die besonders schwierige Situation oder ihren außergewöhnlich aggressiven Krebs und stellen sich damit selbst ein Bein, denn gleich kommt der nächste Zweifel auf: Schaffe ich das? Wo es doch so eine schwere Erkrankung ist? Und viele Ideen folgen, die alle nichts Gutes verheißen.

Es gibt eine Geschichte, die Sie vielleicht auch Ihren Kindern vorgelesen haben. Sie handelt von einem kleinen Löwenbaby, dessen Eltern erschossen wurden. Das Löwenbaby wächst daher mit einer Schafherde auf, da der Farmer es nicht über das Herz brachte, es auch zu töten.
Das kleine Löwenbaby ist sehr glücklich als Schaf und macht alles, was die anderen Schafe auch machen. Es schmust mit ihnen, spielt und das Leben ist schön. Unser Löwenschaf heißt Kaschi. Solange er klein ist, ist die Welt in Ordnung. Die Schafe haben keine Angst vor ihm. Sie erzählen ihm, was für ein wunderbares Schäfchen er doch sei, und abends erzählt er sich selbst die Geschichte, was für ein Super-Schaf er wäre und wie schön sein Leben doch sei.

Mit der Zeit aber wurde er größer. Er fühlte sich immer noch wie ein Schaf, sah jedoch wie ein ernstzunehmender Löwe aus. Die anderen Schafe zogen sich zurück. Sie wollten nicht mehr spielen und kuscheln und Kaschi begann, die Geschichte, die er sich selbst erzählte, abzuwandeln. Irgendetwas war nicht in Ordnung. Er war kein gutes

Schaf mehr, sonst wären die anderen Schafe doch so, wie sie früher waren?

Er begann sich „schlechte Schaf-Geschichten" zu erzählen. Er sei nicht stark genug. Die anderen liebten ihn nicht mehr, weil er kein gutes Schaf mehr war. Man konnte nicht stolz auf ihn sein... Eines Morgens entschied er sich, wegzugehen von der Schafherde, die ihn nicht mehr liebte und achtete. Er verließ seine Freunde und zog traurig davon. Er war beschämt ob seiner Schwäche. Auf dem Weg sah er in der Ferne Löwen und versteckte sich. Wäre er doch auch so ein wunderbar starkes Tier wie der Löwe! Könnte doch auch er nur so gewaltig brüllen! Aber er war nun mal ein schwaches Schaf, das keiner liebte.
Unser Löwe tat das sehr lange. Exakt bis zu dem Tag, an dem er einem Zauberer begegnete, der ihn fragte: „Löwe, welchen Weg muss ich nehmen?" Der Zauberer war so weise, dass er in ihm einen Löwen sah. Was für ein toller Mann! Er musste die Weisheit mit Löffeln gefressen haben!

Wir geben den Dingen den Glanz oder nehmen ihn. 90 % unseres Glücks sind in uns und nur 10 % im Außen. Wir entscheiden, ob wir ein Löwe oder ein Schaf sind und welche Geschichten wir uns erzählen.

„Was passiert ist, ist passiert und es hätte nicht anders passieren können, weil es nicht passiert ist.“ [22]

8. Verantwortung für unsere Gedanken

Der Mensch hat erstaunliche Fähigkeiten und sein Gehirn ist zeitlebens ausbaufähig. Wir können uns daher auch immer verändern, solange wir dies wollen. Meist passiert Veränderung dann, wenn etwas anderes attraktiver ist - wenn wir zum Beispiel krank sind und gesund werden wollen, in Trennung leben und Gemeinschaft möchten oder anderes.

Ist eine Gesellschaft allerdings in die Dekadenz geraten, fällt ihr Veränderung schwer. Sie schädigt sich dann lieber selbst, als sich zu verändern.
Im Schlaraffenland benötigt man kein Gehirn. Aus diesem Grund wird das Gehirn von Darmwürmern auch immer kleiner. Der Bandwurm hat gar kein Gehirn mehr. Er lebt im Darm (manchmal sogar im Gehirn), hat genügend Nahrung und keine Feinde. Er möchte keine Neuerungen, denn er hat sein persönliches Paradies und daher benötigt er auch sein Gehirn nicht mehr. Ähnlich ist es in der Dekadenz. Das Gehirn wird

---

[22] Peter Crone with Rangan Chatterjee | “The Secret To Solving Any Problem with Peter Crone.“

aus Trägheit nicht mehr benutzt und vorgegebene Dinge werden unüberlegt übernommen. Es wäre im Grunde einmal interessant, die Gehirnmasse einer dekadenten Gesellschaft zu messen...
Unsere Gesellschaft kennt zwei Zustände: Entweder den ewigen Ansporn auf mehr, das Wachsen ohne Ziel und Zweck, so wie auch der Krebs - oder wir sind bereits so frustriert, dass wir in die Stagnation gelangt sind. In der Dekadenz liegt der Kipppunkt.

Das Festhalten am Mangel

Wir entscheiden uns gerne für den Mangel oder glauben zumindest, dass dieser in unserem Leben vorhanden ist und sind konstant damit beschäftigt, mehr zu wollen, als wir haben. Oder auch zu glauben, wir seien nicht genug. Nicht so gut wie andere; nicht so liebenswert wie ...; nicht so talentiert wie ...; weniger begabt als ... Glauben wir das, so wird es uns auch so begegnen, denn keine Autorität kann mächtiger sein als unser Gehirn und unsere Gedanken.

Allerdings können wir auch auf andere Weise in den Zustand des Wurms geraten – nicht oder vielleicht, auch weil wir im Schlaraffenland leben – sondern weil wir aufgeben. Wir haben uns so viel Mangel erschaffen, den wir nicht ertragen können und der uns nicht guttut, dass wir stagnieren. Wir glauben an den

Mangel an Geld, an Freiraum, an Liebe, an Frieden, den Mangel an Mut, den Mangel an Gesundheit oder auch den Mangel an Glück. Wir zerbrechen an unseren Vorstellungen und Ansprüchen. Wer ist schon überzeugt, ein Glückspilz zu sein?

Wir unterdrücken unsere Grundbedürfnisse so lange, bis sie nicht mehr vorhanden sind. Wir sehen nicht, was wir haben.
Der Mangel erzeugt all das, was wir im Moment täglich erleben: Ängste, Viren und Kriege. Im Kleinen wie im Großen trauen wir uns wenig zu. Das geht so weit, dass uns sogar ein Test sagt, ob wir gesund oder krank sind, wir uns nachverfolgen lassen und unsere Grundrechte an der Haustüre abgeben. Eine Krankheit souverän zu durchlaufen und gestärkt daraus hervorzugehen ist nicht im Massenbewusstsein verankert. Auch nicht der Gedanke, unser Körper könnte daraus etwas lernen oder damit umgehen.

Infekte haben ihren Sinn

Es gibt Forschungen, die behaupten, man würde - gerade, wenn zum Beispiel Krebszellen überhandnehmen oder es andere gesundheitliche Probleme gibt - leicht Infekte bekommen. Diese aktivieren das Immunsystem, lassen uns fiebern, und die wärmeempfindlichen Krebszellen sterben ab. Das Immunsystem erkennt

seinen Gegner wieder. Wir hingegen vermeiden jeglichen Infekt, werfen einen Fiebersenker ein und fragen uns später, warum wir ernsthaft erkrankt sind? Vielleicht, weil wir aus Angst, Unwissenheit oder Bequemlichkeit viele Möglichkeiten der Veränderung verpasst haben?
Oder auch einfach nur deswegen, weil wir weder uns selbst noch unserem Körper etwas zutrauen und unser Urvertrauen in die Heilung verloren haben.
Viele kleine Entscheidungen haben dazu geführt. Aber eine Entscheidung kann auch einen Richtungswechsel angeben und alles wieder verändern. Und es gibt sie, die Entscheidungen!

Ich hatte zum Beispiel vor kurzem einen Mann in einer meiner Krebsgruppen. Auf den ersten Blick würde ich sagen: Ein typischer Mann in einer Führungsposition, durchgetaktet und gestresst. Er ging seine Krankheit auf die gleiche Weise an, wie man auch ein Problem bei einem Fahrzeug oder einer Maschine beheben würde: Problem erkennen und beseitigen. Wenn es mehrere Wege gibt, dann wählt man gerne auch mal zwei Wege, wenn sie sich schlüssig anhören. Ich glaube, er hätte schon nach einer Woche Krebsberater werden können und wusste mehr als mancher Onkologe. Er machte alles aus einem Blickwinkel des Wettbewerbs und Erfolges. Er radelte nicht einfach, sondern er fuhr x Höhenmeter und y km in z Minuten.

Er war organisiert und fokussiert, was sehr gut ist - allerdings schien er nie loszulassen.
Doch dann kam die große Veränderung: Er kündigte! Er sah den wahren Wert plötzlich nicht mehr im beruflichen Erfolg, sondern in der Familie. Er veränderte seine eigenen Werte und so kam er von einer Entscheidung zur nächsten. Es war, als hätte man einen ganz neuen oder zumindest einen anderen Gruppenteilnehmer. Er öffnete sich für Alternativen und umarmte verschiedene Therapiemöglichkeiten. So endete eine eher aussichtslose Ausgangssituation mit einem sehr guten Ergebnis, super Blutwerten und einem tumorfreien CT.

Vielleicht war es nur eine Entscheidung. Vielleicht hat er wieder seine Grundbedürfnisse erkannt und einfach JA gesagt zum Leben? Bedürfnisse, die durch sein sehr beschäftigtes Leben und der Gewohnheit, nicht auf sie zu achten, weil er keine Zeit hatte und arbeitete, lange unterdrückt wurden.

Auch wich die Angst. Er strahlte etwas anderes aus als zu Beginn. Er sprach sogar aus, dass er auch bereit sei zu sterben - und das in Ordnung wäre. Er kam in die schon so oft erwähnte Indifferenz. Zu Beginn sicherlich nur für ein paar Momente, doch später hatte man den Eindruck immer mehr. Er wirkte so, als würde er der Zukunft entspannt entgegenblicken - OHNE

ANGST. Denn unser Gehirn erschafft die Zukunftsangst - gleichgültig wie die Gegenwart aussieht. Er machte auf mich plötzlich einen so deutlich freieren Eindruck. Er schien in seiner Mitte angekommen zu sein.

Selbstvertrauen

Wir haben meist unser Vertrauen in uns selbst verloren und sind uns nicht genug. Auch übernehmen wir nicht die Verantwortung für unsere Gedanken. Wer aber die Verantwortung für seine Gedanken nicht übernimmt, kann auch nicht die Verantwortung für sein Leben übernehmen. Er wird vom Fahrer zum Beifahrer - und so sind wir in diesen Schlamassel geraten.

Wir entscheiden selbst, was wir tun. Wir bestimmen, was wir essen, welches Produkt wir kaufen, was wir tragen, welche Medikamente wir nehmen und welche Ängste wir befeuern.
Übernehmen wir nur die Meinung anderer und machen uns diese zu eigen, so leben wir ein Second-Hand-Leben.

Leider gewöhnen wir unseren Kindern sehr schnell das eigenständige Denken ab und unterrichten sie nicht in der Macht der Gedanken. All das führt dazu, dass wir Ziele und Ideen von anderen übernehmen, uns manipulieren lassen und unglücklich sind. Denn, wie bereits gesagt, nur 10% des Glücks sind im Außen und 90% in uns.

Metaerfahrungen

Wir machen Erfahrungen, unter die wir unser ganzes Leben subsumieren - man könnte diese auch Metaerfahrungen nennen. Wir richten an diesen Erkenntnissen und deren Bewertung unser ganzes Leben aus und wundern uns, wenn wir die gleichen Erfahrungen immer und immer wieder machen. Oftmals haben wir sogar für unsere Probleme falsche Lösungen abgespeichert und sind dann immer wieder den gleichen Erlebnissen mit den immer gleichen Lösungen begegnet. Wenn das, was wir erleben, gut ist, dann sind wir auf dem richtigen Weg, denn: Verändern Sie niemals ein laufendes System („never change a running system") - aber wenn nicht? **Dann wird es Zeit für eine Veränderung, die in unserer eigenen Verantwortung liegt.**

Ich habe Gedanken, bin aber nicht meine Gedanken

Oft denken wir, so sei das Leben. So ist aber nicht das Leben, so sind unsere Gedanken. Gedanken sind ein fester Bestandteil unseres Lebens. Selbst wenn ich feststelle, dass etwas falsch ist, so ändere ich es nur ungern, denn das Problem ist Teil meiner Identität und mir sehr vertraut. Leicht ist es, anderen die Schuld zu geben. Nur andere wird man niemals ändern, nur sich selbst. Normalerweise ändern wir nur dann etwas, wenn etwas anderes attraktiver ist oder uns als leicht erreichbar erscheint.

Der amerikanische Psychologe Wayne Dyer hat in seiner Arbeit oft folgende Metapher verwendet: Es gibt zwei Typen von Menschen. Die einen nehmen die Verantwortung an und verändern etwas und die anderen nicht. Wir können es mit Tieren vergleichen. Die Menschen sind entweder Adler oder Frösche. Die Adler übernehmen die Verantwortung für ihr eigenes Leben und auch das ihrer Jungen. Sobald sie mit einer Situation nicht zufrieden sind, verändern sie diese und fliegen weg. Sie beklagen und beschweren sich nicht und betrachten die Situation von oben, aus der Entfernung. Wie Wayne Dyer sagt:
„Beschwert fliegt es sich nicht besonders gut!"
Es gibt aber auch die Frösche unter uns. Diese übergeben ihren Froschlaich der Umwelt und kümmern sich danach nicht weiter darum. Sie fühlen sich nicht weiter verantwortlich. Sollte ihnen die Situation, in der sie stecken, nicht gefallen, so verlassen sie den Weiher nicht. Sie würden nie

den Tümpel verlassen, in dem sie feststecken. Dennoch quaken und beschweren sie sich. Man könnte ihnen nachsagen, dass sie die Umwelt, die anderen, den Tümpel oder Weiher für ihr Wohlbefinden verantwortlich machen.

Unser Tun und Denken können wir zu jeder Zeit verändern. Adler gestalten und Frösche quaken (und werden im Zweifel von Adlern verspeist).
Wer also nicht möchte, der findet Gründe und wer will, findet Lösungen - das ist die Quintessenz dieser Geschichte.
Die Krankheit kann bei einer Veränderung hilfreich sein, denn sie setzt einem die Pistole auf die Brust. Man hat all die leisen Mahnungen nicht gehört und plötzlich gibt es kaum mehr eine Wahl. Wobei man nicht vergessen darf: Wir benötigen keine Krankheit, um uns zu verändern. Wir müssen auch nicht durch ein tiefes Tal marschieren. Wir können uns auch so jeden Tag und ganz freiwillig entscheiden. Manche benötigen nur einfach etwas Druck und eine Krankheit bietet sich da an.
Im Allgemeinen aber denken und handeln wir unbewusst und übergeben anderen die Verantwortung. Wir denken: „Ach, die werden schon wissen, was sie in die Lebensmittel tun, ich esse sie einfach!" oder „Ach, die Farbe wird schon nicht schaden, da mach ich mir keine Sorgen, es ist mir egal." Dann über-

nehmen wir keine Verantwortung und werden zum Opfer. Sobald wir zum Opfer werden, findet aber automatisch eine Trennung statt. Wir glauben, wir hätten mit der Situation nichts zu tun und können sie somit auch nicht ändern. So etwas kann verheerende Auswirkungen haben.

Was glauben Sie, wäre passiert, hätte ich meine Prognose einfach angenommen? Hätte ich geglaubt und gedacht, ich hätte mit all dem nichts zu tun? Nun, ich würde dieses Buch nicht mehr schreiben, da bin ich mir sicher.
Ich musste zuallererst meine Überzeugungen ändern. Ich nenne Ihnen mal drei Wesentliche, die ich ablegen musste:

- Meine Erkrankung ist unheilbar.
- Ich sterbe <u>ohne</u> Behandlung in acht Wochen und <u>mit</u> in maximal acht Monaten.
- Ich werde nie wieder reiten können.

Nun, bei der letzten Überzeugung können Sie natürlich sagen: „Ach, wie unwichtig!" Absolut richtig und überaus falsch! Denn nichts ist wichtiger als eine Passion! Hätte ich nur diese drei Überzeugungen behalten, wäre ich sicherlich niemals gesund geworden. Drei Überzeugungen können also ein Ohnmachtsgefühl erzeugen. Drei Überzeugungen können einen an der Heilung hindern. Drei Überzeugungen...

Wir denken uns also in die Ohnmacht. Wir denken uns in eine Opferrolle.
Ich hätte leicht all das übernehmen können, was ich aus Filmen kenne. Ein junges Ehepaar mit zwei niedlichen Kindern. Sie bekommt Krebs, beide kämpfen. Sie hat keine Haare mehr, verbringt die Tage gequält über der Toilette, und am Ende steht der Ehemann mit den zwei süßen Kindern am Grab und weint. Hollywood oder auch Deutsches Fernsehen oder einfach das, was die meisten Menschen glauben und was leicht auch meine Geschichte hätte werden können. Krebs = Tod.

In Filmen hat ein Krebskranker selten eine Bewusstseinswandlung - außer in **„The Bucket List"**. Hier kommt das Beste zum Schluss. Aber dieser Film mit Jack Nicholson und Morgan Freeman kam erst zwei Jahre nach meiner Genesung heraus und auch hier haben wir einen Krebstoten zu beklagen. Dennoch zeigt dieser Film ein paar Möglichkeiten auf und transportiert nicht nur Leid und Drama.

Aber nehmen wir einfach mal den durchschnittlichen Krebsfilm mit durchschnittlichen Überzeugungen. Hier mal ein paar Beispiele - und ich habe nicht die negativen herausgesucht, sondern bin nach der Hitliste gegangen:

- **50/50 - Freunde fürs (Über-) Leben**
  Der 27-jährige Adam lebt das perfekte Leben: Er hat einen guten Job, eine süße Freundin und einen herzlichen Kumpel. Doch dann wird Adam die Diagnose Krebs gestellt. Die Chancen zu überleben, stehen fünfzig zu fünfzig. Man sieht ihn mit Glatze und leidet mit. (Aber immerhin 50:50!)

- **Beginners** ist ein weiterer Film. Hal erfährt von seiner schweren Krebserkrankung, die er vor seinem Sohn verheimlicht. Er stirbt.

- **Halt auf freier Strecke**. Es ist ein deutsches Drama, das von einem Familienvater handelt, der langsam an einem Hirntumor stirbt.

- **Freunde fürs Leben - Truman**
  Als Julián nach der ersten langen Krebsbehandlung eine zweite Chemotherapie beginnen soll, gibt er auf. Sein letzter Wunsch: ein gutes Zuhause für seinen Hund Truman zu finden.

- **Love-Story** ist ebenso traurig. Jenny geht zum Arzt, da sich ihr Kinderwunsch nicht erfüllt. Es stellt sich heraus, dass sie unheilbar an Leukämie erkrankt ist.

- Bei **PS. Ich liebe dich** fließen die Tränen.

Und wenn Sie aus dem Weinen nicht herauskommen wollen, dann sehen sie doch:

- **„Das Schicksal ist ein mieser Verräter"**
  Die 16-jährige Hazel leidet seit drei Jahren an Schilddrüsenkrebs. In einer Therapiegruppe für jugendliche Krebspatienten lernt sie Augustus kennen. Die beiden beginnen Zeit miteinander zu verbringen und verlieben sich schließlich. Und ich verrate nicht, wer von beiden zuerst stirbt.

Es wird also Zeit, sich zu überlegen, was wir uns erzählen und in welchem Massenbewusstsein wir leben. Daher war es für mich das Allerwichtigste, die Überzeugung „Krebs ist tödlich." abzulegen.

Es ist nur ein Satz.

„Um eine echte Veränderung herbeizuführen, ist es wichtig, eine Emotion, die Teil unserer Persönlichkeit geworden ist, aus unserem Gedächtnis zu streichen." [23]

9. Verantwortung für die Vergangenheit

Nun, ich habe es schon oft genug erwähnt und versucht, es am Beispiel von Dr. Viktor Frankl oder Dr. Edith Eger verständlich zu machen, dass die Vergangenheit nur noch in unseren Gedanken existiert und eine grausame Vergangenheit kein unglückliches Leben zur Folge haben muss. Gleichgültig, was war, wir können entscheiden, wie es weiter geht.

Wie wir die Vergangenheit bewerten und wie wir auf eine Situation reagieren, hängt von uns selbst ab. Eine Gegebenheit an sich ist einfach nur - weder gut noch schlecht. Die Bewertung geben wir. Peter Cone nimmt für diese Erklärung gerne das Beispiel des Todes seines Vaters. Dieser starb, als er 17 war. Er sagt, es gäbe viele Möglichkeiten, dies zu bewerten. Er könnte sich beklagen, wie früh sein Vater gegangen sei oder wertschätzen, dass sein Vater ihm in 17 Jahren mehr gegeben hat als andere Väter in 70 Jahren.

Nun werden Sie vielleicht sagen, mag sein, dass ich mich im Jetzt entscheiden kann, wie ich etwas

---

[23] Dr. Joe Dispenza | „Du bist das Placebo", 1. Februar 2016

empfinden möchte, aber meine Vergangenheit ist nun mal furchtbar und daher ist mein Jetzt ebenso durch diese Vergangenheit gekennzeichnet. Und natürlich ist es so, wenn Sie glauben, dass es so ist. Die Vergangenheit ist, wie sie ist und kann auch nicht anders sein, denn sie war nun einmal so. Ob Sie mit 40, 50 oder 60 Jahren noch aufgrund Ihrer Kindheit leiden müssen, entscheiden Sie selbst. Ebenso, wann die Vergangenheit für Sie abgeschlossen ist. Man kann seine Vergangenheit ein Leben lang als Ausrede benutzen oder aber die Risse mit Gold reparieren und den Zustand veredeln, wie es die Japaner mit gebrochenem Porzellan machen. Je mehr Sprünge es hat, umso wertvoller wird es. Und ja, ich höre die Aufschreie und ich weiß auch, dass es sehr schlimme Dinge gibt, aber dennoch: Der eine Mensch entscheidet sich trotzdem zu einem glücklichen Leben (Viktor Frankl, Edith Eva Eger), der andere zu einem dauerhaften Leid (Franz Kafka).

War nun formal gesehen das Leben von Kafka herausfordernder als das von Frankl oder Eger? Ich würde sagen, nein. Franz Kafka kam nie aus seiner Idee des Leidens. Jedes Buch ist von Leid durchzogen; vielleicht haben es deshalb so viele frustrierte Teenager gelesen, als man als Teenie noch Bücher las? Ich gehörte absolut dazu und habe mitgelitten und direkt danach „Unterm Rad“ von Hermann Hesse gelesen, um die Sache abzurunden. Kann man machen, muss man nicht.

Ideen gebären weitere Ideen und diese nisten sich in den Gehirnen von Menschen ein

Ob also das Leben nun schwer, unerträglich oder ganz in Ordnung war und ob man aufgrund dieser Erlebnisse ein Leben lang leiden muss oder nicht, entscheidet man immer selbst. Man kann sich in seinem Leiden verlieren und sich sein Drama täglich wieder ins Bewusstsein rufen und neu kreieren.
Oder man kann damit aufhören.
Die Kindheit loszulassen, erscheint tatsächlich als etwas sehr Schweres in unserer Gesellschaft. Die Menschen meinen, alles an ihrer Kindheit in Relation setzen zu müssen. Das heißt nicht, dass die Kindheit nicht gut, schlecht oder grausam war, aber es heißt, dass sie vorbei ist. Schmerzen, die wir ertragen haben, können auch nutzbar gemacht werden. Wir können Erfahrungen machen, die uns weiterbringen. Vielleicht können wir sie umsetzen oder mit anderen Menschen teilen und ihnen damit helfen.

Auch Traumata können bearbeitet und in kürzester Zeit losgelassen werden. Für manche Menschen ist es sogar nur die Entscheidung, ein Trauma nicht mehr weiter in ihr Bewusstsein zu holen, und damit haben sie abgeschlossen. Andere machen Trauma-Therapien und schließen dann ab. Manche schließen nie ab und leiden ein Leben lang. Es ist keine Frage der Zeit. In der Annahme der Vergangenheit liegt eine große Freiheit. Das bedeutet nicht, dass man seine Vergangenheit leugnen oder nicht mehr an diese denken sollte. Ein Verdrängen oder das Leugnen dessen, was war, beruht auf Angst und macht sie noch präsenter. Schlechte Dinge passieren jedem von uns. Manchen Menschen geschehen schlechtere Dinge als anderen. Wenn wir bereit sind, diese Traumata aufzulösen, sie tatsächlich zu fühlen, dann können wir sie auch loslassen. Wer nach oben schauen kann, der kann auch aufstehen. Ob wir das möchten, entscheiden wir selbst.

Alles, was wir vermeiden wollen, ziehen wir an

Franz Kafka entging dem Schicksal seiner jüngeren Schwestern, die deportiert wurden, indem er schon mit 40 starb. So gesehen vielleicht ein Glücksfall. Sein Leben war durchzogen von persönlichem Leid und sicherlich hätte er dem Grauen, das seine Schwestern wohl erlebt haben, gar nicht standhalten können. Franz war ein ungemein schlauer Schüler und dennoch durchweg von Versagensängsten belastet. Dementsprechend machte er auch keine gute Matura. Er hatte keine Berufung, er fühlte sich nicht von etwas erfüllt und er folgte nie einer Passion. Außer dem Schreiben - was ihn allerdings nicht wirklich glücklich machte, sondern eher als eine Therapie zu verstehen war. Er suhlte sich im Leid.

Trotzdem wurde er mehrfach in der Versicherung, in der er als promovierter Jurist arbeitete, befördert. Was aber auch nicht half. Er erkrankte sehr früh an Tuberkulose, danach an der Spanischen Grippe und einer Lungenentzündung und starb mit 40 Jahren. Er hat nie seine Hass-Liebe zu seinem Vater ablegen können; sein ganzes Leben war davon geprägt und wurde unter das Leid dieser Jugend gestellt. Beruflich sah es nicht besser aus: Er brach mehrere Studiengänge ab, schloss dann schließlich Jura auf Wunsch des Vaters ab und arbeitete in einer Versicherung. Dies war aber nur ein „Brotberuf", der ihn nie erfüllte. Auch seine Beziehungen standen ausschließlich unter dem Zwang der väterlichen Beziehung und stellten sich als Desaster heraus. Franz Kafka stand seinem Schreiben sehr kritisch gegenüber. Vieles erschien ihm nicht gut genug. Er zweifelte an sich und seinem Werk. Deshalb bestimmte er auch seinen literarischen Nachlass testamentarisch zur Verbrennung. Sein Freund Max Brod veröffentlichte gegen seinen Willen.
Die Folge war:

So sehr kann man sich selbst verkennen!

Während Dr. Edith Eger eine Krise als Transformationsmöglichkeit ansah, war für Franz Kafka das Leben an sich eine Krise, denn er subsumierte zeitlebens alles Erlebte unter das zwiespältige Verhältnis zu seinem Vater und seiner Idee davon. Selbstverständlich gab es auch in Edith Egers Leben Zweifel und Ängste, die überwunden werden mussten. Es dauerte, bis sie über ihre Vergangenheit sprechen konnte. Es geschah nicht nur, sondern es war eine aktive Entscheidung. Franz Kafka hat diese Entscheidung nie getroffen. Er sah sich selbst als Versager, den Ansprüchen an sich nicht gewachsen, und der Vater war der allmächtige Tyrann. Er sagte zu ihm: „In deinem Lehnstuhl regierst du die Welt". Diese Idee hatte im Grunde – so sagt man – eine zu jener Zeit relativ normale Erziehungsmaßnahme zum Ursprung. Als Kind weckte Kafka nachts seine Eltern und wollte, dass sie ihm Wasser brächten. Der Vater stellte Franz daraufhin auf die Veranda und sperrte die Türe ab. Ab diesem Moment fühlte er sich als „nichtig" und der Vater hatte die Möglichkeit, ihn „einfach vor die Türe zu setzen". Er trug von diesem Erlebnis einen inneren Schaden davon, der sein Vaterbild bis zu seinem Tode prägte.

Er sumierte alle Handlungen des Vaters unter seinem Bild eines Tyrannen. Sein Leben und ebenso sein Werk wurden bedrohlich, oder wie man auch sagt: „kafkaesk".

Wenn man etwas überstehen will, muss man die Situation akzeptieren und darf sich nicht als Opfer der Situation verstehen. Wenn wir uns selbst aufgrund dieser Situation bestrafen, wachsen wir nicht an ihr, sondern sie kann uns erdrücken. So erging es dem Schriftsteller Kafka. Wir können uns nicht für ein Leben ohne jeglichen Kummer entscheiden, wohl aber für unsere Reaktion darauf. Opfer zu werden ist unser eigener Entschluss.

Gedanken erzeugen Gedanken,

schrieb Hofstadter [24] in seinem "Metamagikum" [25]. Es geht hierin nicht um die Antwort auf Fragen, sondern darum, was in meinem Bewusstsein geschieht, wenn ich die Antwort suche. Wie bewerte ich? Anfang der achtziger Jahre leitete Douglas Hofstadter an der Universität von Indiana in Bloomington eine Gruppe, die sich mit dem Entstehen von Vorstellungen, der Bildung von Analogien und der Modellierung

---

[24] Douglas R. Hofstadter, Kognitionswissenschaftler, Autor des Bestsellers | "Gödel, Escher, Bach"
[25] Metamagical Themas. Original: 1985

dieser Prozesse in einem Computerprogramm beschäftigte. Aus diesem Material entstand dann wiederum das Buch „Metamagikum". Analogiebilden ist laut Hofstadter grundlegend für das Verständnis höherer Geistesvorgänge bis hin zum Bewusstsein. Er versucht, in seinem Buch eine mathematische Regel aufzustellen und vor allem eine mathematische Lösung für die Probleme des menschlichen Geistes zu finden.

Besonders interessant ist Folgendes: „Hofstadters Gruppe untersuchte, wie fließende Vorstellungen (fluid analogies) zu modellieren sind, wie verschiedene konkurrierende Modelle parallel um Durchsetzung antreten und wie sich das System letztlich auf eine der Vorstellungen einstellt."
In diesem Prozess sind Wahrnehmung und Analogiebildung nahezu untrennbar miteinander verwoben. ***Wir richten demnach alles an unseren Wahrnehmungen aus***. Das bedeutet im Umkehrschluss, dass alles auf einer Grundüberzeugung basiert. Im Falle von Franz Kafka wäre diese Grundüberzeugung in etwa: „Mein Vater ist allmächtig und ich bin nichts."

Gedanken erzeugen also Gedanken und Gedanken richten sich nach einer Grundidee aus. Das bestätigt wiederum das Eingangszitat von Dr. Joe Dispenza:

„Um eine echte Veränderung herbeizuführen, ist es wichtig, eine Emotion, die Teil unserer Persönlichkeit geworden ist, aus unserem Gedächtnis zu streichen.“

Nach Hofstadter ist die Modellierung des Wahrnehmungsprozesses die Grundvoraussetzung zur Veränderung, also die Veränderung der Gedanken. Harry Palmer verknüpft die Gedanken noch mit den dazugehörigen Gefühlen. Dispenza trennt sich von den Gefühlen, die wiederum Gedanken erzeugen.
Alle haben die gleiche Philosophie: **Überzeugungen oder Gedanken erschaffen Erfahrungen.**

Hofstadter erklärt damit auch die Kreativität: "Kern der Kreativität bildet die Fähigkeit, etwas neu wahrzunehmen."[26] , somit also Abstand von seinen schon bekannten oder bestehenden Gedanken und Überzeugungen zu nehmen. Kurt Tepperwein nannte es in unseren Interviews: „Das Bewusstsein hinter den Körper verlagern und dem Körper über die Schulter schauen.“ Harry Palmer bezeichnet es als: „Außerhalb der Kreation zu sein und zu erkennen: Das bin nicht ich, das ist meine Kreation.“

[26] Douglas R. Hofstadter

Damit relativieren auch alle die Absolutheit der Gedanken oder deren Richtigkeit. Die Tatsache, dass wir alles an unseren Grundüberzeugungen ausrichten, heißt nicht, dass diese richtig sind. Wir identifizieren uns nur mit ihnen.
Welche Gedanken wir uns aufgrund einer Erfahrung oder einer „Wissensaufnahme" machen und welche Folgen wir daraus ziehen, bleibt uns überlassen. Das zeigen uns nicht nur die Doktoren Frankl und Eger, sondern Millionen Menschen während Covid. Die einen möchten sich vor einer grauenhaften Krankheit schützen, die andern haben gar kein Problem, sie zu bekommen. Beide Male ist es nur ein Virus. Der Rest entsteht in unserem Kopf. Nun werden Sie sagen: „Ja, aber ich habe ja Vorerkrankungen!" und ich werde sagen: „Ja, aber dass diese einen Einfluss auf das Virus haben, ist ein weiterer Gedanke in eine Zukunft projiziert, die noch nicht existiert. Und ob dieser Gedanke je real wird, ist noch fraglich."

„All unsere Lebensfreude kommt von innen." [27]

Ich höre von so vielen Menschen, die ich berate, dass „sie ihren Eltern vergeben haben", und das finde ich auch ganz wunderbar, wobei es natürlich impliziert,

---

[27] Dr. Edith Eger| "The Choice", „All our ecstasy in life is going to come from the inside.", sagte der Ballettlehrer zu Edith.

dass die Eltern etwas falsch gemacht haben. Im Englischen nennt man so eine Annahme „a slippery slope". Vielleicht kann man es mit „man betritt dünnes Eis" oder einem Fallstrick übersetzen. Man setzt sich über den anderen und vergibt ihm. Die Grundüberzeugung bleibt aber vorhanden: „Meine Eltern haben etwas falsch gemacht, unter dem ich noch heute leide." Ich kann also vergeben, was eine wunderbare Geste ist, werde aber mein Leben immer noch unter diese Überzeugung subsumieren. Aus diesem Grund höre ich genau von diesen Klienten auch später immer und immer wieder etwas zum Thema der Eltern. Das Thema ist also NICHT abgeschlossen.

Aber sei es wie es sei, wirkliche Vergebung würde auch bedeuten, dass man zurück in die Indifferenz kommt. Man kann es mit einem Geschenk vergleichen. Wenn man schenkt, dann gibt man, ohne den Anspruch, auch etwas zu bekommen - sonst ist es kein Geschenk, sondern ein Tausch.

Die Eltern sind so, wie sie sind, weder gut noch schlecht. Ihre Handlung berührt einen nicht mehr, wenn man einen wirklichen Schlussstrich gezogen hat. Dann ist es auch möglich, seinen Eltern jederzeit zu begegnen und eine Weile mit ihnen zu verbringen.
Jeder tut, was er kann. Eltern schaden im Allgemeinen ihren Kindern nicht bewusst, sondern haben

Gründe, die sie meist aus der Vergangenheit herleiten. Sie betreiben das gleiche Gedankenkonzept wie die meisten Menschen. Sie übernehmen die Verantwortung nicht. Wir können das über Generationen so weitermachen oder auch einfach lassen und anerkennen, dass es unsere Ideen sind, die wir über die Vergangenheit haben. Unsere Idee, wie wir uns mit unserer Vergangenheit im Jetzt fühlen müssen. Und hätten wir uns wirklich anders verhalten mit der Geschichte unserer Eltern? Und kennen wir diese überhaupt?
Sobald wir durch eine andere Brille sehen, verändert sich unser Leben. Ebenso verändert es sich, wenn wir hindernde Gedanken ablegen. Wie können wir das tun? Harry Palmer verbindet die Gedanken mit einem Gefühl im Körper und lässt den Menschen erkennen: „Das bin nicht ich, das ist meine Kreation." und löst den Gedanken und die Emotion dazu auf. Wie im Eingangszitat beschrieben, geht auch Joe Dispenza diesen Weg. Peter Crone beschreibt es so:

„It is very simple, but not easy." [28]

Es ist sehr einfach, aber nicht leicht. Man muss an die unterste Schicht, an unsere tiefsitzenden Überzeugungen. Peter Crone erzählt dazu auch gerne, wie es eben nicht geht:

---

[28] „Es ist leicht, aber nicht einfach." | Peter Crone

Wer im Gefängnis sitzt, kann sich dieses schön einrichten, drei Mal täglich aus dem besten Restaurant „Superfoods" und 5-Sterne-Gerichte liefern lassen, gute Frequenzen nebenbei hören und seinen Eltern für die schlechte Erziehung vergeben, aber er sitzt immer noch im Gefängnis! Die Ursache muss behoben werden.

Man muss sich selbst mögen. Mit seinen eigenen Gedanken zurechtkommen und seinen Überzeugungen. Verändert man nicht die Grundidee, die einen schon immer unzufrieden machte, so wird sich nichts verändern - gleichgültig, was wir uns kaufen, wie viel Geld wir verdienen oder in welcher Beziehung wir leben. Wenn wir „das Leben für sehr hart halten", so wird uns auch kein Partner glücklich machen und kein neuer Porsche. Was uns aber dauerhaft glücklicher machen kann, ist, unsere Überzeugungen zu erkennen und loszulassen. Und ein Bewusstsein dafür zu entwickeln, wann man etwas tut, bei dem man sich wohlfühlt. Dabei geht es auch darum, unbewusste Überzeugungen aufzudecken und abzulegen sowie die Verantwortung für sein „Jetzt", seine Gefühle und die daraus folgenden Erfahrungen zu übernehmen. Man sollte wach und achtsam sein und vor allem handeln - nicht behandelt werden. Aktiv sein, nicht passiv. Täter sein, nicht

Opfer. Wir müssen uns in jeder Situation bewusst entscheiden, wie wir diese bewerten.

So gab Dr. Edith Eger auf die Frage: „Wie sehe ich aus?" ihrer Schwester, der man die Haare abrasiert hatte, als sie nach Auschwitz kam, eine in dieser Situation fast unmöglich zu findende Antwort: „Deine Augen, sie sind so wunderschön. Ich habe sie nie wahrgenommen mit all deinen Haaren, die sie verdeckten." [29]

Es war das erste Mal, dass es Edith Eger bewusst wurde, dass wir immer eine Wahl haben: Wir können unsere Aufmerksamkeit auf das richten, was wir verloren haben, oder wir können unsere Aufmerksamkeit auf das richten, was wir noch besitzen.
„Danke," flüsterte ihre Schwester.

---

[29] Dr. Edith Eger| "The choice. Even in hell hope can flower", 2017, Seite 50

Hör auf, die Zukunft durch die Linse der Vergangenheit zu sehen.

10. Verantwortung für die Zukunft

Die Betrachtung der Vergangenheit verändert diese. Oder vielleicht etwas einfacher ausgedrückt: „Wenn Sie die Art und Weise ändern, wie Sie die Dinge betrachten, dann ändern sich die Dinge, die Sie betrachten“ [30].
Dieser Aussage können wir meist mühelos folgen, aber es geht noch einen Schritt weiter.

Unsere Beobachtung beeinflusst unsere Realität

Das bedeutet, es wird nicht nur die Ansicht der Realität verändert, sondern die Realität an sich. Wenn diese beliebig veränderbar ist, so existiert sie nicht mehr: die EINE Realität! Sondern nur eine Vielzahl von Realitäten. Eine solche Aussage lässt sich schon schwerer verarbeiten.

Wer es bisher noch nicht glauben konnte, der findet nun schon seit einer ganzen Weile (25 Jahre, aber man sagt ja auch, dass es mehrere Generationen benötigt, bis neues Wissen umgesetzt wird) Unter-

---

[30] Wayne Dyer | “If you change the way you look at things, the things you look at change.”

stützung in der Quantenphysik und dem Doppelspalt-Experiment. Wer gerne Dinge nachbaut, wie mein Schwiegervater, der kann es selbst im Hobbykeller feststellen, auch wenn es uns erst einmal, wie eine der rätselhaftesten Prämissen der Quantenphysik erscheint, dass durch die Beobachtung einer Gegebenheit der Beobachter diese beeinflusst.
Oder wie der Begründer der Quantenphysik und Nobelpreisträger Werner Heisenberg es zu sagen pflegte: „Der Beobachter verändert durch seine Beobachtung das Beobachtete."

In einer Studie, über die in der Zeitschrift „Nature" vom 26. Februar 1998 berichtet wird, führten Forscher des Weizmann-Instituts ein detailliert kontrolliertes Experiment durch, das aufzeigte, wie Elektronen durch Beobachtung beeinflusst werden.
Die Quantenmechanik besagt, dass Teilchen sich wie Wellen verhalten können. Dies kann für Elektronen aus dem Submikrometerbereich zutreffen – das heißt bei Entfernungen, die weniger als ein Mikron - das ist ein Tausendstel Millimeter - messen.
Wenn sich Elektronen wie Wellen verhalten, können sie gleichzeitig durch mehrere Öffnungen in einer Schranke wandern und auf der anderen Seite der Schranke wieder zusammentreffen. Dieses "Zusammentreffen" nennt man ***Interferenz***.

So eigenartig es klingt, Interferenz kann nur auftreten, wenn **keiner** zuschaut. Sobald ein Beobachter die Partikel bei ihrem Weg durch die Öffnungen beobachtet, erhalten die Physiker ein völlig anderes Bild: Wenn ein Teilchen beim Durchgang durch eine Öffnung beobachtet werden kann, ist klar, dass es nicht durch eine andere Öffnung gewandert ist. Mit anderen Worten, unter menschlicher Aufsicht sind Elektronen "gezwungen", sich wie Teilchen und nicht wie Wellen zu verhalten. So beeinflusst der bloße Akt der Beobachtung die Ergebnisse der Experimente.

Das Experiment wies nach, dass der Einfluss des Observators auf das, was tatsächlich geschieht, mit der Intensität der Beobachtung wächst.

Dies geschieht so nicht nur bei den großen Physikern, sondern auch bei meinem Schwiegervater und seinem Experimentaufbau und überall - sogar im wirklichen Leben!

Überzeugungen erschaffen Erfahrungen

Je nachdem, welche Brille wir aufsetzen und welche Perspektive wir einnehmen, verändert sich unsere Realität. Das betrifft nicht nur unsere Vergangenheit, sondern auch unsere Zukunft.

Aber nicht nur der Nobelpreisträger Heisenberg ist eine interessante Persönlichkeit, sondern auch sein Neffe, Clemens Kuby, mit dem ich vor gar nicht langer Zeit ein wunderbares und sehr inspirierendes Interview geführt habe. Clemens Kuby erlitt einen Querschnitt und musste sein Denken gewaltig auf den Kopf stellen, um wieder zu heilen und aus dem Rollstuhl zu kommen. Er war gezwungen, die Perspektive zu wechseln, denn man hatte ihm unzählige Male gesagt, dass er nie wieder laufen können würde. Alles, was er bisher gehört hatte - also alle Geschichten aus der Vergangenheit zu seinem Zustand - musste er folglich ablegen und eine neue Idee entwickeln: **die der Möglichkeit**. Sein erster Schritt in diese Richtung geschah, als ihm seine damalige Frau sagte: „Ich lieb dich und ich schieb dich!". Sehr nett gemeint, aber er wollte sein vermeintliches Schicksal eben gerade nicht annehmen und daher auch auf solche liebevoll gemeinten, aber nicht förderlichen Kommentare verzichten. So erteilte er ein absolutes Besuchsverbot und bemühte zuerst seinen Verstand und später sein Bewusstsein, eine Lösung zu finden. Wobei er die interessante Erfahrung machte, dass Verstand und Bewusstsein nicht dasselbe sind.

Er machte in diesem Zustand ohne Ansprache und Ablenkung und dem stundenlangen vor sich Hindenken oder Sinnieren verschiedene Erfahrungen, die aber erst einmal nicht zu einer Veränderung führten, bis es dann zu einer Vision kam, die seine Heilung befeuern sollte: Er dachte an eine Zukunft ohne Beschränkungen und kam zu dem Schluss, dass er in ein Land wollte, in dem ein ganz anderes Denken vorherrschte und es somit andere Möglichkeiten gab. Dieses Land sollte folgende Merkmale erfüllen, um ganz anders zu sein. Es sollte:

- ohne Strom und
- ohne Straßen sein.
- Kein weißes Mehl,
- keinen Zucker,
- keine Touristen haben.

In seinem Krankenhausbett, in dem er regelmäßig, wie ein Stück Toastbrot gedreht wurde, damit er sich nicht wund lag, überlegte er, wo dieses Land sein konnte, als plötzlich sein Freund Fritz - trotz Besuchsverbots - vor ihm stand und ihm eine Antwort gab: „Das Land kenn ich! Ladakh! Ganz oben im West-Himalaja." Er versprach ihm, ihn dort hinzubringen. Auf dem Weg hinaus, bevor er die Tür schloss, sagte er jedoch: „Da kommst du aber mit dem Rollstuhl nicht hoch!"
Das war die Zündung für die Heilung - und am nächsten Tag bewegte sich der große Zeh!

Er hatte seine Perspektive gewechselt, sich ein Ziel geschaffen und seine Zukunft nicht aus dem begrenzten Blickwinkel der Vergangenheit betrachtet

Er hatte vermeintliche Wahrheiten abgelegt und seine Realität neu erschaffen. All das geschah in wenigen Sekunden. Sieben Monate später lief er aus dem Krankenhaus. Bis er allerdings in Ladakh landen sollte, dauerte es noch zwei Jahre, denn andere Überzeugungen hatten sich eingeschlichen und so mussten erst einmal Sponsoren für einen Film gefunden und viele Hindernisse überwunden werden. Dennoch kam es zu der Reise, auch wenn diese nicht wie geplant verlief. So war sein Freund Fritz nicht am Flughafen von Ladakh, um ihn und sein Team abzuholen, sondern bei seiner Frau in der Schweiz. Clemens Kuby musste sich selbst durchschlagen und durch einen Zufall begegnete er sogar dem Dalai Lama, der sein weiteres Leben beeinflussen sollte. Er durfte mit dem Dalai Lama mitreisen und hörte jeden Tag dessen Vorträge über Karma oder Kontinuität. So fiel er also vom Dach, wurde querschnittsgelähmt, um dann auf dem „Dach der Welt" zu landen und dem Dalai Lama und dem Buddhismus zu begegnen – wer hätte eine solche Geschichte besser erfinden können als das Leben? Und all das nur, weil er offen genug war, um eine Wende zuzulassen.

Reagieren wir also auf eine Situation oder auf eine Erinnerung? Geschieht etwas Neues oder lassen wir unsere Zukunft durch unsere Vergangenheit definieren?
Oft kann ich bei Patienten feststellen, dass alte Programme wieder zum Einsatz kommen. Ideen wie:

- Andere müssen mir helfen, aber denen bin ich nicht wichtig genug.
- Niemand zeigt mir, dass ich es wert bin, gesund zu werden.
- Ich hätte eine Idee, wie ich sofort heilen könnte, aber ich habe das Geld nicht.
- Bei mir hat noch nie etwas funktioniert!
- Ich muss... (aber ich kann nicht... und schon wieder bin ich der Versager)!

Benutze ich diese Brille aus alten Geschichten, von denen ich ausgehe, dass sie negativ geendet haben, so wird sich keine brillante Zukunft einstellen, sondern die Wiederholung der Vergangenheit. Sehe ich diese negativ, ist meine Zukunft auf einem negativen Kurs. Wir entscheiden uns, wie wir auf unsere Vergangenheit blicken möchten. Das Gleiche gilt für die Zukunft. Je nachdem, wie wir mit unseren Herausforderungen der Vergangenheit umgegangen sind oder umgehen und diese auch bewerten, erschaffen wir uns auch Ängste für die Zukunft. Wir wissen mittlerweile, dass 50% all unserer Ideen in Bezug auf die Vergangenheit nicht der Wahrheit entsprechen, sondern nur unsere Vorstellungen sind.

Die meisten Ängste bedrohen noch nicht einmal unsere Person selbst, sondern unser Ego. Die Angst, nicht genug zu sein, ist dabei die größte Selbstsabotage unserer Gesellschaft.
Diese Angst wird niemals von außen gestillt werden, das können nur wir selbst. Die Umstände anzunehmen und unser Ego loszulassen sind die einzige Hilfe. Man kann so reich sein, wie man möchte, wenn man nicht mit sich selbst zufrieden und so wie man ist, glücklich ist, wird man auch nicht glücklicher, gesünder, fröhlicher oder, oder, oder. Ebenso wird eine schwierige Lage nicht einfacher werden, wenn man aus der Negativität und Angst vor der Zukunft handelt. Man erschwert so die Situation nur zusätzlich. Man befeuert seine eigenen Ängste.

„Positiv denken"

Es geht dabei nicht darum, „positiv zu denken". Wenn ich immerzu wiederhole, dass ich gesund werden will, zufrieden oder glücklich, zeige ich mir immer und immer wieder, dass ich krank bin, unzufrieden und unglücklich. Ich fühle mich im Mangel.

Selbstverständlich ist es besser, „positiv" zu denken als „negativ", auch wenn man weiß, dass das Positive nicht wirklich gefühlt wird. „Fake it till you make it" kann ein Start sein, das Gefühl muss aber früher oder später mit im Boot sitzen, sonst wird sich die Realität nicht einstellen. Bin ich hingegen dankbar, so habe ich schon erhalten, wonach ich suche. Ich habe es bereits. Ich bin bereits glücklich oder gesund, oder beides.
Durch ein andauerndes Überspielen unseres Mangelgefühls kann sich das Leben nur sehr bedingt ändern. Vielmehr geht es darum, zu erkennen, was wir schon geschafft haben und die Gefühle, die mit einer erfolgreichen oder befriedigenden Situation verknüpft sind, auch auf unser restliches Leben oder unsere Ängste zu beziehen. Es geht darum, *uns zu geben, was uns fehlt* und nicht weiterhin mit Affirmationen oder positiven Gedanken den Mangel zu füttern.

Indem man auf seine Furcht wirklich reagiert und sich nichts vormacht, kann man sie loslassen und dann ein wahres Gefühl empfinden. Oft handeln wir aus der Angst und unser Körper ist im Fluchtmodus.
Wir müssen die Achtsamkeit entwickeln, auch kleine Fortschritte zu erkennen, uns dafür anzuerkennen und den Mangel immer mehr ausgleichen. Indem wir dem Kind in uns, das sich nicht wahrgenommen oder ängstlich fühlt, geben, was es braucht, hören wir auf,

im Mangel zu leben. Wir haben nur deshalb ein Bedürfnis nach Aufmerksamkeit und Bestätigung, weil wir uns diese nicht selbst geben.

Niemand im Außen rettet uns

Außer vielleicht temporär – wie eine neue Liebe oder ein erfolgreiches Geschäft. Auf Dauer aber geben wir uns nur selbst, was wir benötigen. Je mehr Unterstützung, Liebe und Zuspruch ich im Außen suche und bestätigt bekommen muss, um so mehr mache ich mir klar, dass es mir fehlt und ich im Mangel bin. Menschen, die zum Beispiel andauernd mit neuen Dingen oder Erfolgen aufwarten, versuchen permanent, ihr Gefühl des Mangels zu beruhigen. Da ein Konsumgut nur kurzfristig zur Befriedigung führt, setzt das Mangelgefühl bald wieder ein und sucht erneut nach einer wirklichen Befriedigung.

Die Zeitspanne, in der eine Befriedigung stattfindet, wird bei einem Konsumgut immer kürzer, da es nur ein vorübergehendes Gefühl ist, das den inneren Mangel nicht wirklich aufhebt.

Schon bald schwappt er wieder an die Oberfläche und es wird weitergesucht. All das kommt aus unserem Unterbewusstsein, von Dingen, die wir aufgenommen, falsch interpretiert oder uns ausgedacht haben und

zu denen wir keine Lösung gefunden haben. Somit werden wir teilweise jahrzehntelang über das gleiche unterbewusste Programm gesteuert und leiden darunter, dass uns das immer Gleiche widerfährt.
Wir sind nicht erwachsen geworden und haben unsere Glaubenssätze in Eigenverantwortung hinterfragt und, wenn nötig, aufgelöst. Daher sind wir teilweise ein Leben lang genötigt zu kompensieren, was wir nicht gelöst haben.

Konsum kann eine Kompensation sein.

Manche Dinge können wir allerdings nicht kompensieren und unsere Ängste, Sorgen und Nöte fressen uns auf. Oft werden wir dann krank.
95% aller Krankheiten sind selbstgemacht, 5% nur genetischen Ursprungs. Das Schöne daran ist allerdings auch, dass somit 95% reversibel sind. Wenn wir der Ursprung sind, so können wir es verändern.
Sowohl der Stress als auch die Balance haben die gleichen Bestandteile:

- psychisch
- physisch
- chemisch

Sind diese im Einklang, so entsteht Balance. Wenn zwei der drei Aspekte stimmen, so wird der dritte mitgezogen, wobei es bei einer schwerwiegenden Erkrankung natürlich Sinn macht, auch den dritten Punkt auszugleichen und dem Körper nicht zu viel zuzumuten. Wenn wir in Balance sind, heilen wird. Wer in Balance ist, wird auch nicht krank.

Wir sollten achtsam sein, welche Geschichte wir uns erzählen. Es gibt in jedem Leben Dinge, die man sich nicht gewünscht und doch erhalten hat und andere, die man sich wünscht und niemals erhält. All das muss uns aber nicht davon abhalten, glücklich zu sein. Wir können uns entscheiden, ob uns Krisen verbittern oder wachsen lassen. Wir entscheiden, wie wir in die Zukunft blicken und diese gestalten.

„Niemand kann dir wegnehmen,
was du dir in den Kopf gesetzt hast." [31]

Unsere Überzeugungen und Gedanken, unsere Wertschätzung uns gegenüber - oder eben auch das Gegenteil - kann uns niemand nehmen, das können nur wir selbst. Ebenso wenig können es andere für uns

[31] Dr. Edith Eger | "No one can take away from you what you put in your own mind", "The choice", 2017

erschaffen. Niemand im Außen heilt uns oder macht uns glücklich, nur wir selbst.

Menschen, die aus einer großen Krise gelangen, haben auch meist einen unerschütterlichen Glauben. Mal an sich selbst, mal in Gott oder darin, dass die Welt gut ist und alles, was geschieht, richtig ist. Fehlt ihnen all das, so gehen sie oft. Sie scheitern an ihrer Welt, an ihrer Krise - was völlig in Ordnung ist. Schwierig wird es nur, wenn wir weder scheitern noch etwas verändern noch sterben möchten. Dann beginnt der Kampf.

Wir wachsen an unseren Aufgaben

Wenn wir davon ausgehen, dass wir im Leben dem begegnen, an dem wir uns entwickeln dürfen und das Leben keine Fehler macht, so geben wir uns die Chance, aus Krisen gestärkt hervorzugehen.

Wir leben in der Dualität. Glück gibt es für uns nur, weil es auch Unglück gibt, Reichtum ist an Armut gekoppelt und Schwarz an Weiß. Glück ist ein Kontrasterlebnis. Wir haben uns ein System erschaffen, das beide Seiten beinhaltet und lehnen gleichzeitig immer wieder das Erleben einer Seite ab. Wir kreieren uns dadurch unser eigenes Leid. Ablehnung erzeugt immer Widerstand und negative Gefühle. Es bündelt unsere Aufmerksamkeit und wir ziehen an, was wir nicht anziehen möchten.

Wenn man es schafft, in Frieden mit einer Situation zu sein, mag sie noch so schwierig erscheinen, so gibt man sich die Möglichkeit, diese nicht nur leichter zu meistern, sondern einen Gewinn aus ihr zu ziehen. Frieden hängt nicht von äußeren Umständen ab, sondern ausschließlich von inneren. Jede Sorge über die Zukunft entsteht nur in unserem Kopf. Wir selbst erschaffen uns unsere Zukunftsängste. Wir alle wissen nicht, was kommt. Wir können uns Ideen dazu machen, aber was tatsächlich geschehen wird, weiß niemand. Daher macht es auch keinen Sinn, Angst zu haben.

Um Ängste abzubauen, müssen wir uns achtsam beobachten. Nur wenn wir wissen, was wir denken und fühlen, können wir auch Einfluss auf unsere Zukunft und unsere Idee über die Zukunft in der Gegenwart nehmen. Meist trauen wir uns dies nicht zu.

Stagnieren wir zum Beispiel bei der Heilung einer Krankheit, sind wir verführt, immer mehr und mehr zu machen. Dabei ist es gleichgültig, ob wir das 100. Buch über Heilung lesen, den x-ten Kurs besuchen oder zahlreiche Medikamente oder Zusatzstoffe zu uns nehmen.

Das Grundproblem ist immer das gleiche: **Wir zweifeln an uns selbst**. Wir trauen uns die Heilung nicht zu. Das „Ich-bin-nicht-genug-ich-kann-das-nicht-Programm" wird aktiviert und wir werden es auch genauso erleben. In solchen Momenten stockt unsere Heilung. In diesen Situationen regiert uns unser Ego und wir handeln nicht aus unserer Seele heraus. Wir starten mit einem Heilungswettbewerb - unserem persönlichen Wettkampf und Beweis, etwas zu können oder eben nicht. Wir beginnen, uns zu kritisieren. Wir geben Maßnahmen auf, weil wir glauben, sie würden nichts bringen oder häufen Maßnahmen an - alles aus der Angst heraus zu versagen und dem Zweifel, es zu können.

Wir hängen in unseren Gedanken fest

Aber ist das wahr, was wir denken? Oder ist es nur eine weitere Geschichte, die wir uns erzählen?
Wenn wir nicht in Frieden mit einer Situation sind, so sind wir nicht in der Indifferenz und somit auch nicht frei zu kreieren. Wir lassen uns von unseren Sorgen und Zweifeln definieren. Aus diesem Bewusstsein heraus blicken wir in die Zukunft. Aus dieser Angst heraus handeln wir und wundern uns über unsere Resultate.

Wir erschaffen unser Leben aus unserer Eigenverantwortung der Vergangenheit, Gegenwart und Zukunft. Nur wir können unser Leben verändern, unsere Ansicht über unser Leben und damit auch unsere Zukunft. *Wir* bestimmen, ob wir die Opferrolle verlassen möchten oder nicht. *Wir* entscheiden uns auch, glücklich zu sein oder nicht und ebenso, welche Informationen wir aus der Vergangenheit ziehen.
Wenn wir uns an altmodischen Denkmodellen orientieren, lernen wir durch Wiederholung und Strafen. Das bedeutet auch, dass wir glauben, dass uns eine Krankheit passiert ist, damit wir etwas verändern oder verbessern. Die Krankheit als Strafe für ein Fehlverhalten. Das kann eine Möglichkeit sein, muss aber nicht. Ich denke nicht, dass jeder unserer Fehler – durch die wir auch lernen – immer bestraft wird oder wir nur durch negative Erfahrungen oder Krankheit lernen können. Mit Sicherheit können wir aber immer etwas besser machen, denn niemand kriegt beim ersten Mal alles richtig hin. Was uns ausmacht, ist, wie wir aus unseren Fehlern lernen. Haben wir eine Schwierigkeit überwunden, so empfinden wir Glück.

Selbstverständlich kann eine Krankheit ein Weckruf sein, nicht aber unbedingt dafür, dass alles falsch war oder man nur erleuchtet wird, wenn man durch ein tiefes Tal geht. Aus der Schuld heraus heilt es sich schlecht.

Freude ist unser Motivator

Wir können immer lernen und besonders gut lernen wir durch Freude, Motivation und Interesse. Lernen macht uns lebendig. Wir lernen unser ganzes Leben lang und das ist auch gut so. Oder wie Philip Rosenthal es sagte: „Wer aufhört, besser zu werden, hat aufgehört, gut zu sein."
Dafür benötigen wir keine negativen Erfahrungen, ganz im Gegenteil: Je positiver wir an eine Sache gehen, desto aufnahmefähiger ist unser Gehirn. Je höher unsere Frequenz, desto besser fühlen wir uns.
Wir alle sind auf der Suche nach dem Glück und wir alle haben die Chancen, unser zukünftiges Leben zu gestalten.
Oft verbauen wir uns unsere Zukunft durch Gewohnheiten aus der Vergangenheit oder Überzeugungen, die wir aus dieser gezogen haben. Gewohnheiten können eine Stütze sein und Struktur in unser Leben bringen, sie können uns aber auch hindern, wenn wir nicht erkennen, wann es Zeit ist, diese abzulegen, falls sie uns nicht guttun.

Wenn wir uns den Fuß verstauchen und hinken, so ist es sinnvoll, den Fuß eine Weile lang nicht zu belasten.

Hören wir aber nicht auf zu hinken, so machen wir uns unseren Körper Stück um Stück durch diese falsche Belastung kaputt. Es gilt also wachsam zu sein und nicht in der Angst zu leben, dass etwas passieren könnte. Wir sollten auch den Mut haben, etwas auszuprobieren – zum Beispiel, ob wir unseren Fuß wieder belasten können.
Als Kind hat uns der Misserfolg noch nicht gestört. Er konnte Teil des Lernerfolgs sein und wurde nicht als Misserfolg bewertet. Wir haben Laufen gelernt, obwohl wir 1000-Mal hingefallen sind. Wir sind einfach wieder aufgestanden und weiter ging es! Ohne Bewertung – ohne Zweifel – ohne Selbstanklage. Hätten wir Angst vor dem Fallen gehabt, so wären wir nie wieder aufgestanden. Irgendwann aber haben wir begonnen zu bewerten und uns damit einen gewaltigen Fallstrick gelegt.

In der Angst schaffen wir nichts Neues. Wir können noch nicht einmal unsere normalen körperlichen Funktionen aufrechterhalten, wie zum Beispiel das Verdauen. Die Angst nimmt uns die Möglichkeiten. Unser Körper rüstet sich für seine Angstreaktion, er gerät in Anspannung. Er reduziert sich und bereitet sich vor auf die Flucht. Überflüssige energieraubende Funktionen werden abgestellt.

Wir erschaffen unser eigenes Gefängnis und entscheiden selbst, wie eng die Mauern sind. Die Sache selbst beeinflusst uns nicht, sondern unsere Reaktion. Erst später lernen wir das Hinfallen zu bewerten und nicht mehr aufzustehen. Als Kind macht es uns nichts aus. Im Nachhinein sehen wir gerne in allem, was nicht funktionieren könnte, einen Verlust. Dieses Defizit greift unsere Sicherheit an. Wir bewerten es als negativ und vergessen, dass alles vorbei geht, Gewinn und Verlust, und das ist völlig in Ordnung.

Wenn wir uns selbst zentrieren und unsere Gedanken beobachten und in Achtsamkeit mit ihnen umgehen, so können wir auch mit schlechten Phasen in unserem Leben umgehen und viel aus ihnen ziehen. Extreme Phasen haben immer einen kurzen Ausschlag. Wir können unser Leben mit einem Pendel vergleichen. Den größten Teil unserer Zeit verbringen wir im Zentrum. In der Mitte sein bedeutet auch glücklich sein. Der Mensch kommt auf die Welt, um glücklich zu sein und seinen eigenen Mittelpunkt zu finden. Hierfür übernehmen wir auch die Verantwortung. Wir alle sind außergewöhnlich und jeder geht seinen eigenen Weg. Übernimmt er die Verantwortung, so ist er auch zufrieden und glücklich.

Viele von uns haben unbewusste Hindernisse, die uns immerzu beeinflussen und die Zukunft wie die Vergangenheit aussehen lassen.

Die meisten Menschen fühlen sich „nicht genug". Sie müssen durch viele Dinge nach außen beweisen, dass sie „genug" sind, herausragend und sensationell, besonders viel wissen und außergewöhnliche Leistungen zeigen. Viele bekommen narzisstische Züge aus einem Mangel an Selbstliebe und dem Gefühl, so wie man ist, nicht „gut und genug" zu sein. Gerade diejenigen, die oft brillant auf die Gesellschaft wirken, zweifeln an sich. Manche Ballerina wird magersüchtig, die Klassenbeste hat Essstörungen. Es sind immer die gleichen Gedanken, die dazu führen:

- Ich bin schlecht.
- Ich habe versagt.
- Ich hätte besser sein können.
- Ich bin nicht gut genug.
- Ich bin unsicher.
- Ich kann es nicht.
- Ich habe es nicht verdient.

Und all das, obwohl diese Personen nach außen perfekt wirken.

Übernehmen Sie die Verantwortung über die Architektur Ihrer Gedanken!

Es geht dabei nicht darum, keine Fehler mehr zu machen oder negative Ereignisse nicht anzunehmen, sondern es geht um den Umgang mit ihnen.
Ein Fehler ist nur eine Kritik an einer Aktion. Wenn so etwas passiert, dann geht es um die Selbstverantwortung, um diesen Fehler zu erkennen und das Geschehene zu beseitigen und aufzuräumen.

Die Selbstverantwortung gibt Kraft und die Selbstverurteilung nimmt die Kraft. Fehler nehmen einem nur dann die Kraft, wenn man keine neuen Schlüsse aus ihnen zieht und aus ihnen lernt, sondern sich stattdessen verurteilt und zum Leid verdammt.

Oft machen uns Fehler auch unsicher, denn unser Gehirn möchte immer Sicherheit. Wenn wir aber gelernt haben, dass wir einen Fehler auch wieder auflösen können, dass wir in einer Situation Lösungen finden können, so gewinnen wir die Sicherheit und Zuversicht, jede Situation verändern zu können.

Es bedarf der Übung. Der konstanten Übung. Welche Gedanken stecken hinter der Begebenheit? Glaube ich, dass ich es schaffen kann oder versuche ich nur positiv zu denken, aber in meinem Inneren zweifle ich? Wir dürfen ehrlich zu uns sein!

"Indem du dich erforschst und nach und nach allen Zierrat deiner Persönlichkeit und deines Wissens über Bord wirfst. Indem du zum Wesen deines Seins vorstößt. Dazu gehört Mut, denn es handelt sich darum, eine Sache nach der anderen wegzugeben, bis du nichts mehr hast, woran du dich festhalten kannst. Aber dann entdeckst du, dass es da etwas gibt, das dich festhält. Erst dann verstehst du, dass dieses Etwas all das in sich vereint, was du gesucht hast." [32]

[32] Tiziano Terzani

„Ruhe ich so als der Zeuge, dann entstehen alle Dinge in mir, so dass ich letztlich alle Dinge bin. Es gibt kein Subjekt und kein Objekt, weil ich die Wolken nicht sehe: Ich bin die Wolken." [33]

11. Was ist mit unserem Selbstwert geschehen?

Zum einen sagt man unserer Gesellschaft Egoismus nach - „ICH-Gesellschaft", „selbstzentrierte Kinder", „Narzissmus-Society", „zentrierte Kinder mit Helikopter-Müttern" - zum anderen hören wir gerade aus der spirituellen und auch psychologischen Ecke immer wieder: Wir haben zu wenig Selbstwert; es mangelt uns an Selbstwert; das Kind leidet unter mangelndem Selbstwertgefühl; es wird gemobbt. Es ist eine Folge von fehlendem Selbstwert... Und selbstverständlich habe ich in diesem Buch bisher sehr viel über unser Selbstbewusstsein geschrieben und wie wichtig es ist, uns selbst zu lieben, denn viele Probleme in unserem Leben hängen mit unserem Gefühl über unsere Person zusammen.

Andererseits scheint der Begriff des Narzissten - oder der Narzissmus - ein Comeback zu erleben. Narzissmus ist in aller Munde und nicht in einer positiven

---

[33] Ken Wilber | *„Das Wahre, Schöne, Gute*: Geist und Kultur im dritten Jahrtausend." (2005)

Art und Weise. Niemand möchte Narzisst sein. Es ist ein Schimpfwort. Vor allem sind immer nur die anderen Narzissten. Oder sind Sie schon einmal jemandem begegnet, der sich selbst dieses Label gab?

Na, was denn nun? Sind wir alle Egoisten und Narzissten oder haben wir kein Selbstwertgefühl?
Die Antwort ist: Beides!
Und: Das eine bedingt das andere.

Liebt sich der Narzisst

Den meisten Menschen mangelt es an Selbstwert, an Selbstliebe. Sie kennen ihre eigenen wahren Bedürfnisse und Wünsche nicht oder halten sie für weniger wichtig als die von ihnen nahestehenden Menschen. Was nicht bedeutet, dass sich unsere Gesellschaft für andere aufopfert. Es heißt nur, dass wir uns zwar als Zentrum der Menschheit sehen, uns aber gleichzeitig aufgrund von vielen Zweifeln nicht als dieses fühlen. Überzeugung und Gefühl fallen auseinander und viele Zweifel nagen an uns.

Manche übernehmen Ziele und Wünsche von Dritten, machen diese zu ihren eigenen Zielen und leiden dann unter der selbstgewählten Last. Oft sieht man das in der Eltern-Kind-Beziehung. Zuerst opfert sich die Mutter für die Kinder auf und später folgen die

Kinder manchmal einem Berufswunsch der Eltern, der sie selbst nicht erfüllt oder ihnen sogar schadet. Sie erfüllen die Erwartungen anderer und setzen noch ihre eigenen Erwartungen obendrauf. Sie beuten sich selbst aus, machen sich klein und stehen zurück. Sie entsprechen nie den Erwartungen, weder den eigenen noch den fremden. Sie verlieren sich.
Chronisch Kranke haben sich meist in der ein oder anderen Form verloren. Sie übernehmen fremde Werte, anstatt ihre eigenen zu definieren. Sie werden für diese auch manchmal sehr radikal und wirken nach außen stark und selbstbewusst. Oft folgen sie den verschiedenen Statussymbolen und gönnen sich auch das ein oder andere. Manche verfallen sogar in einen Kaufrausch - aber dennoch geben sie sich nicht wirklich, was sie brauchen. Im Inneren zweifeln sie an sich. Sie kritisieren sich und lassen kein gutes Haar an sich, auch wenn sie nach außen prahlen. Im Inneren bleibt die Leere, ein Nicht-erfüllt-Sein und ein Mangel an Liebe. Da helfen keine neue Tasche, kein teures Auto und auch kein neues Pferd.

Menschen glauben auch oft, dass sie immer nur andere Menschen lieben sollten, aber nie sich selbst. Manche wissen auch nicht, wie sie Liebe annehmen sollen. Sie lassen es weder zu, sich selbst zu lieben, noch dass andere dies tun. Oft passiert dann das, was wir gemeinhin den Narzissten nennen, oder den Angeber: Menschen, die im Außen den Helden spielen und im Inneren keinen Selbstwert haben und sich alles andere als lieben. Nein, sie zerfleischen sich förmlich.

Sie gelten als Egoisten oder Narzissten, sind aber fern davon, denn nichts ist ein wahres Gefühl. Alles ist Schein und nichts ist echt, außer der andauernden Zweifel, der negativen Glaubensätze und hohen Erwartungen, die nicht erfüllt werden.
Meines Erachtens liebt der Narzisst aus der griechischen Mythologie sich selbst gar nicht. Er tut nur so. Seine Selbstverliebtheit und Selbstliebe sind gespielt, haben aber nichts mit der wirklichen Liebe zu tun.
Will der Mensch also nicht als vermeintlich egoistisch gelten, wagt er es nicht, sich für seine **wirklich** eigenen Belange einzusetzen. Er kann sich für seine Arbeit verausgaben, eine Firma, eine Dynastie - aber selten für sich selbst. Er hat sich selbst im Inneren verloren.

Kurz: Diese Menschen erlauben es sich nicht, sich selbst zu lieben und auf sich zu achten. Doch Selbstliebe ist eine wesentliche Voraussetzung dafür, eine reife, gefestigte Persönlichkeit mit einem gesunden Selbstwertgefühl zu entwickeln. Es ist die Prämisse für Entscheidung, die Möglichkeit, Ängste abzubauen und auch die Verantwortung zu übernehmen. Erst wenn wir uns selbst für liebenswert halten, wenn wir uns wichtig nehmen und uns unseres Wertes bewusst sind, können wir unseren inneren Reichtum, unsere Ressourcen und Qualitäten erkennen und uns auch für andere und für das Leben an sich öffnen. Erst dann geben wir wirklich. Nur wer sich selbst wohlwollend betrachtet, kann das auch mit anderen tun. Nur wer sich selbst liebt, kann auch wirkliche Liebe geben. Wer sich selbst bewertet, bewertet auch andere. Wer Zuspruch von außen benötigt, der schätzt sich nicht selbst. Verantwortung kann nicht übernommen werden. Man bleibt der König, der alles hat und aufgrund des Status seine Seidenschühchen im Regen trägt, um dem Bild der anderen zu entsprechen.

So definiert, ist Narzissmus also eine notwendige Voraussetzung dafür, sich selbst als Teil des Ganzen zu betrachten. Denn jeder Mensch und jede Facette eines Menschen sind Teil des Ganzen. Jeder ist eine Ausprägung des Universums. Sobald wir uns verbiegen, zeigen wir uns nicht als die Person, die wir sind. Wir leben das Leben anderer, wir verfolgen nicht unsere **eigenen** Ziele oder Passionen. Wir übernehmen nicht die Verantwortung für uns selbst und unser Leben.

Wie sind wir in diese Sackgasse geraten? Wie zu der Überzeugung gekommen, dass wir uns zwar am nächsten sind, uns jedoch gleichzeitig am weitesten von uns selbst entfernt haben?

Angst ist die Abwesenheit von Liebe und Vertrauen

Oft treffen wir Entscheidungen aus der Angst heraus und nicht aus der Verantwortung uns und anderen gegenüber. Wir geraten in den bekannten Teufelskreis, den *Circulus vitiosus*, einem Zyklus aus Angst und der Ablehnung der Eigenverantwortung.

Da wir kein Vertrauen in uns selbst haben, keine Selbstliebe besitzen und nicht viel von uns halten, entwickeln wir Ängste. Wir machen uns Sorgen über unsere Zukunft und ziehen nur Ängste und Zweifel an, sogar aus unserer Vergangenheit. Wir leiden weiter.
Ängste entstehen immer aus dem Mangel heraus. Ein Mangel an Vertrauen in unseren Körper, sich selbst zu heilen, uns einer Krankheit widersetzen zu können oder einfach einem Defizit des Gefühls, dass es gut gehen wird. Wir haben Angst vor Ablehnung. Angst, nicht die Wünsche und Vorstellungen anderer zu erfüllen. Angst vor Krankheiten. Angst vor Armut, Krieg oder unglücklich zu sein. Furcht vor allem. Gleichzeitig gestehen wir uns diese Ängste nicht ein, denn wir würden sie als Schwäche bewerten - außer es ist eine

gesellschaftlich anerkannte Angst, wie zum Beispiel die vor dem ein oder anderen Virus oder einer Pandemie. In diesem Falle befeuern wir unsere Ängste, leben sie gemeinschaftlich aus und lösen sie nicht.

Wir leben in einer Angstgesellschaft. Systeme arbeiten gerne mit Angst und die meisten Menschen haben die Angst so weit übernommen, dass sie selbst mit Angst arbeiten. Jeder tut es. Man bedroht die Kinder mit dem Nikolaus oder Krampus, mit Zahnausfall, wenn sie sich nicht die Zähne putzen, und das Wort „Erkältung" enthält die beliebte Drohung: „Zieh dich warm an, werde nicht nass, geh nicht nach draußen, sonst wird es dir kalt und du bekommst eine Erkältung." Oder: „Wenn du für die Schule nichts tust, wirst du nichts!", und „Wer sich nicht an die 10 Gebote hält, kommt in die Hölle!"

In den sumpfigen, stinkenden Gewässern des Flusses *Styx* bekämpfen sich die Bösartigen und verbringen unzählige Jahre der Läuterung…
Schon immer hielt man die Gesellschaft mit Angst in Schach. Auch heute ist das noch so, gleichgültig ob Krankheit, Krieg, Armut oder ein kalter Winter. Wer brav ist und der gesellschaftlichen Idee von Moral entspricht, reitet oben auf der Welle. Alle anderen sind schlecht oder rechts oder Nazis oder sonstiges - je nach Mode und Land.

In der Medizin kennen wir auch viele Drohungen und Ängste: „Wenn Sie nicht sofort eine Chemotherapie machen, können wir für nichts garantieren.“, „Wenn Sie nicht jetzt eine neue Hüfte bekommen, wissen wir nicht…“, „Wenn Sie keine Antibiotika nehmen, dann…“ und „Wer sich nicht impfen lässt, der…“.
Altbekannt, schon immer verwendet und für gut und wirkungsvoll befunden.

Die Angst als Druckmittel

Die Gesellschaft gibt uns aber auch vermeintliche Lösungsstrategien. Wir bekommen ein Hilfsmittel angeboten, das uns wieder klarmacht, dass wir selbst nicht in der Lage sind, es allein zu schaffen. Wir werden durch diese Angstmacherei an unsere Defizite erinnert - bis wir diese glauben. Wir sind der Meinung, dass wir kaum eine Krankheit selbst überwinden können und für alles Hilfe oder ein Hilfsmittel benötigen. Das schwächt uns. Wir verlieren unser letztes bisschen Selbstvertrauen.

Kennen Sie einen Menschen, der ab 50 oder 60 KEINE Medikamente nimmt?

Bekommen wir dann wirklich eine schwere Krankheit, wird unser Leben tatsächlich bedroht, dann fehlen uns die wichtigsten Grundlagen einer Heilung:

Selbstvertrauen, Eigenverantwortung und das Gefühl, dass wir es schaffen können, wieder gesund zu werden!

Inkohärenz

In der Angst herrscht ein großes Durcheinander in unserem Kopf. Oft fallen wir dann zurück in Kindheitsgewohnheiten. (Was wir uns als Eltern merken sollten! Eine stabile, lösungsorientierte Kindheit erspart dem Menschen viele Ängste.)
Wenn wir in der Kindheit nicht gelernt haben, unsere Probleme zu lösen, kann dieses Manko auch im Erwachsenenalter in ein ungezähmtes Brüllen, Fressanfälle, der Sucht nach Süßigkeiten und Alkohol oder in Wutanfälle ausarten - je nach Gewohnheit und je nachdem, was wir in unserer Familie als Strategie erlebt haben.
Hilft uns all das Brüllen nicht, dann übernimmt der Hirnstamm das Kommando und die Großhirnrinde wird informiert. Der Hirnstamm löst automatische Ur-Verhaltensreaktionen aus, die von einem Erstarren über Flucht bis zum Angriff reichen können.

Reagieren wir als Opfer auf die Angstmacherei - die meist aus Angst betrieben wird, denn wer Angst hat, der warnt auch Dritte - so wird es in unserem Kopf kurzfristig kohärent. Der Stress lässt momentan nach. Langfristig aber zweifeln wir an uns. Langfristig bleiben wir in der Inkohärenz, im Stress - und weit weg von der Heilung.

Diejenigen, die Angst machen und natürlich auch eine Reaktion auf ihre Angst erlangen wollen, schüren gerne Zwietracht. Sie versuchen, die Menschen zu spalten und aus ihrer Verbundenheit herauszulösen, denn in der Gruppe sind Menschen immer stärker. Je selbstbewusster und stärker eine Person ist, desto weniger gelingt dies. Sie bleibt ihren Idealen treu und glaubt an ihre eigene Wahrheit.

Diejenigen aber, die die Angst schüren, tun dies oft, um ihr Selbstbild aufrecht zu erhalten. Sie schütten Öl in ihr eigenes Feuer und verbrennen sich selbst die Finger.

Jeder Mensch bekommt Angst, wenn er nicht weiß, wie er auf eine Bedrohung reagieren soll. Dann benötigt er Vertrauen in seine Fähigkeit, eine Lösung zu finden. Der Fall ins Ungewisse, das Gefühl bodenloser Angst verschwindet dann, wenn wir unserer Angst etwas entgegensetzen können. Wenn wir wissen, was wir tun können. Wenn wir uns selbst vertrauen!

Je mehr Probleme wir lösen, desto weniger Angst und desto mehr Vertrauen haben wir

Wir kreieren uns den Glauben, dass alles wieder gut wird und wir einen Weg aus der Situation finden werden. Wir wissen, dass es eine Lösung gibt und dass die Bewertung in unserer Eigenverantwortung liegt.

In der Angst werden Menschen oft zum Objekt gemacht. Sie werden zu Zielen, Wünschen, Ängsten oder Ideen anderer. Dieser Zustand schmerzt den Betroffenen und macht ihm wiederum Angst. Dies geschieht oft auch in einer Krankheit. Sobald der Patient einen anderen Weg einschlägt als gewünscht, erwartet oder vorgeschlagen, wird er zum Objekt der Angst. Die Angst des Arztes zu versagen, der Verwandten um ihre Lieben und, und, und...

Der Mensch ist also nicht nur krank, nein, er wird aus seiner bisherigen Gesellschaft ausgeschlossen; aus der Gesellschaft, die ihm bisher Kraft gab, denn in der Gemeinschaft empfinden wir nicht nur Sicherheit, sondern wir können auch unsere Potentiale besser entfalten. Passen wir uns allerdings an all diese Voraussetzungen an, verlieren wir uns, machen uns selbst zum Objekt und verlieren unseren Zugang zu uns selbst. Je länger wir diese Rolle spielen, desto fester sind die neuronalen Verschaltungen und um so schwerer kommen wir wieder aus ihr heraus.

Um aus diesem Teufelskreis herauszufinden, sollten wir zuallererst einmal das annehmen, was da ist. Oft wird der Fehler gemacht, dass man glaubt, man müsse nur „positiv denken“, um aus einer Situation wieder hinauszugelangen. Daraus wird dann die Schlussfolgerung gezogen, dass uns etwas Negatives zustoßen würde, wenn dies nicht gelingt.

„Wenn ich nicht aufhöre, vor meiner Krankheit und dem Tod Angst zu haben, werde ich sterben“, ist ein typisches Gefühl. Wir erwischen uns tagtäglich, dass wir etwas nicht **gut** oder nicht **gut genug** machen. Wir sind wieder beim Thema **„Ich bin nicht gut genug“** - dem Gegenteil von Liebe oder Toleranz gegenüber uns selbst.

Um negative Gedanken loszulassen, muss man sie erst einmal als solche erkennen und annehmen. Sie sind Teil von uns, gehören zu uns. Durch das Annehmen, also auch positives und liebevolles Annehmen, können wir sie auch gehen lassen. Achtsamkeit ist gefragt: Bewertungsfrei anzunehmen, was wir denken und fühlen.
Wir vergessen oft, aus welchem Grund wir existieren. Wir haben alle eine Aufgabe in dieser Welt und nicht nur das Recht, sondern auch eine Verpflichtung, diese zu erfüllen. Wenn wir uns nicht um uns selbst und die

uns gegebenen Aufgaben kümmern, so entsprechen wir auch nicht unserem Lebensgefühl.

Der Königsweg aus der Angst ist die eigene Intuition

Wenn wir auf unsere Intuition achten, die mehr als ein bloßes Bauchgefühl ist, fühlen wir uns immer gut. Es ist das tiefe Wissen in uns, wie etwas geht und wie wir handeln sollten. Es ist das Wissen des Weges.
Oft haben wir sie in unserem schnellen und gestressten Lebenswandel verloren. Wir erachten sie nicht als wertvoll. Es ist nur ein Bauchgefühl - was ist das schon? Alles. Die Intuition entsteht aus uns heraus. Aus der Resilienz, der Entspannung.

Einstein sagte, die Intuition ist das einzig Wertvolle. Sie lebt nicht von intellektuellen Schlussfolgerungen, sondern kann aus sich heraus Sachverhalte richtig einschätzen.

Wie können wir diese wieder erlangen und aus dem Zyklus der Angst treten? Wie können wir unseren Selbstwert wieder finden, uns wieder lieben und Verantwortung für unser Leben übernehmen?
Die Meditation ist ein Weg. Der Abbau von Stress. Angst führt zu Stress und dieser zu einem Mangel an

Intuition. Unsere Intuition kommt aus der Entspannung. Yoga, Laufen, Ruhe, Nachrichtenfasten oder das Minimalisieren negativer Nachrichten führt uns wieder zu uns selbst, zu unserem Selbstvertrauen, zum Achten auf unsere Intuition und schlussendlich auch zu unserem Selbstwert.

„Liebe dich so, als würde dein Leben davon abhängen", sagte Anita Moorjani. Diesen Satz sollten wir nicht mehr vergessen.

„Das Leben selbst ist es, das dem Menschen Fragen stellt. Er hat nicht zu fragen, er ist vielmehr der vom Leben her Befragte, der dem Leben zu antworten - das Leben zu verantworten hat. Es kommt nie und nimmer darauf an, was wir vom Leben zu erwarten haben, vielmehr lediglich darauf: Was das Leben von uns erwartet.
All unser Sein ist ein Antworten - ein aber - Antworten des Lebens." [34]

12. Verantwortung in unserer Gesellschaft - die Ausbildung unserer Kinder.

Ich habe schon am Anfang des Buches über die Dekadenz und über das Experiment „Universe 25" berichtet. Ich habe das Gefühl, wir sind am Höhepunkt des Experiments angekommen. Manches bricht in sich zusammen. Ich denke, dass es ein Anzeichen ist, dass viele Menschen in Angst leben, nicht wissen, was sie wirklich möchten, ihre Intuition verloren haben und in vielen Situationen überfordert sind. Der Mensch hat sich von sich selbst entfernt. Aber wie kommt das? Leben wir Deutschen nicht gerade in der allerbesten Zeit (zumindest vor Corona und Krieg)? Haben wir nicht alles? Oder haben wir etwa zu viel?

---

[34] Dr. Viktor Frankl |"... trotzdem Ja zum Leben sagen: Ein Psychologe erlebt das Konzentrationslager."

Selbstverständlich blickt jede Generation auf ihre Kinder und kritisiert. Mein Vater war noch enttäuscht, dass ich zwar ein Großteil des Werkes von Goethe gelesen habe, aber nicht zitieren konnte und selbstverständlich war er wohl bis zum letzten Atemzug nicht erbaut über den Wissensstand meiner Generation. Ich hingegen kritisierte seinen mangelnden Umgang mit Emotionen und unerschütterlichen Glauben an Medizin und Ärzte. Diesen legte er erst in den letzten drei Jahren seines Lebens ab und antwortete plötzlich auf die Frage: „Möchtest du zum Arzt gehen?“ mit „Was soll der schon tun? Sie haben noch nie was getan, außer Tabletten verschrieben und Rechnungen gestellt. Vielleicht ist es nicht die beste Idee, Privatpatient zu sein?“.

Zur Entschuldigung dieser Generation und der „Götter in Weiß“ muss man vielleicht sagen, dass viele Ärzte im Krieg sehr viel geleistet haben und eventuell kam daher das Vertrauen und der Glaube an sie. Natürlich hatte auch damals der Hausarzt einen anderen Stand. Er kannte seine Patienten noch, im Zweifel von Geburt an, und wusste um alles in der Familie. Er kannte die Zusammenhänge und Probleme und nahm sich Zeit. Er war noch mit seinen Patienten verbunden und handelte bestenfalls mit Empathie. Mit der Zeit kam eine große Veränderung und der Arzt von heute

ist nicht mehr der Arzt von damals. Die 5-Minuten-Medizin ist ein Phänomen meiner Generation.
Mein Vater hat ein Leben gelebt, in dem es eigentlich nur bergauf ging. Den Krieg erlebte er als Kind, obwohl er mehr oder weniger ohne Vater aufwuchs - es gab also Entbehrungen. Aber nach Enteignungen, Krieg und ein paar kleineren Wirtschaftskrisen, kam ausschließlich Fortschritt. Nun, was seine Schulzeit anging, so stand diese selbstverständlich unter der Idee des Nationalsozialismus - jedwede Bildung zu jeder Zeit unterstützt die Gesellschaft dieser Zeit, da müssen wir uns wohl nichts vormachen. Auch war diese Form des Lernens durch Bestrafung und Angst gekennzeichnet. Freude am Lernen war nicht unbedingt das Ziel, allerdings die Schul- und Klassengemeinschaft. Gemeinsamkeit war wichtig, vor allem als Internatskind.

Natürlich hat diese Generation viel geleistet und den Wiederaufbau Deutschlands an oberste Stelle gestellt. Es ging immer höher, besser und weiter und manch einer hat sich in diesem Wettrennen verloren. Viele Dinge gingen dabei unter. Eines davon war sicherlich die Auseinandersetzung mit dem Krieg, all dem emotionalen Drama, der Spaltung und dem Verlust.
Nicht, dass meine Eltern sich nicht mit dem Krieg auseinandergesetzt haben, oh Gott, nein. Ich wurde

in jedes Konzentrationslager geschleift, war in Polen und Israel und habe zu Weihnachten ein Kriegsbuch nach dem anderen bekommen. Ich wurde konstant präpariert, dass so etwas nie wieder geschehen sollte.
Selbstverständlich stand bei uns Allan Bullock und sein Buch „Hitler, eine Studie der Tyrannei" im Bücherregal und jeder in der Familie hatte die fast 800 Seiten gelesen. Vorwärts und rückwärts. Natürlich haben wir die Geschichte rauf und runter gehört und wenn einem gerade nichts Besseres einfiel, so ging man ins Theater und sah „Eichmann" oder ging sich einen Kinofilm ansehen: „Der Pianist", nicht nur einmal, oder „Shoah" und wie sie alle heißen. Dennoch würde ich sagen, hat die wirkliche Auseinandersetzung gefehlt. Es wurde sich auch nie die Frage gestellt, wo all diejenigen nun waren, die im Krieg agiert haben und welche Rollen sie innehatten. Es war so, als hätte es ein neues Deutschland gegeben - mit neuen Einwohnern. Sie haben an der Oberfläche gekratzt - bloß nicht tiefer. Meine Eltern und ihre Familien haben niemals auch nur angefangen, ihr Kriegsdrama zu durchleben und vor allem aufzulösen. In meiner Familie wurde ganz klar zwischen dem Krieg und dessen Grausamkeit und dem eigenen Erleben unterschieden. Letzteres wurde nicht erwähnt. Sie waren alle dabei, aber irgendwie auch nicht. Es beschäftigte das ganze Leben lang, aber man sprach nicht darüber. Meine

Mutter hatte tiefstes Mitgefühl mit einigen ihrer Bekannten, deren Eltern in irgendeiner Form vom Krieg betroffen waren. Allerdings erwähnte sie selbst kaum etwas. Die Bunker in München und Starnberg und die amerikanischen Carepakete – mehr gab es nicht zu hören. Wir hatten die unterschiedlichsten Akteure in den Familien meiner Eltern: Täter und Opfer. Beides wurde nie angesprochen. Es gab alles - vom hochrangigen Politiker bis zum Großvater, der Gott sei Dank erst zum Ende des Krieges eine kurze Zeit im KZ verbrachte. Nie wurde etwas erwähnt. Innerhalb der Familien meiner Eltern hätten die Positionen nicht unterschiedlicher sein können. Eine kleine Gemeinsamkeit könnten Ehrgeiz und Erfolg gewesen sein, ansonsten gab es sehr unterschiedliche Gegebenheiten und diverse Spaltungen. Darüber sprach aber niemand. Ich musste es meinen Eltern aus der Nase ziehen, beziehungsweise habe es von anderen Verwandten erzählt bekommen. Und wenn ich meine Eltern darauf ansprach, so hörte ich ein "Ach, war das so? Das weiß ich nicht mehr!".

Es war alles tief verdrängt und man hielt sich daran fest, dass es immerzu bergauf gehen würde - am besten mit möglichst wenigen Gefühlsregungen.
Wichtig war in erster Linie der Erfolg, der Status, und dass es einem gut ging, wobei dies in erster Linie auf Äußerlichkeiten beruhte. Dennoch hatte diese

Generation das Gefühl, dass man sehr viel schaffen konnte, denn der erfolgreiche Wiederaufbau Deutschlands zeigte es ihnen jeden Tag. Sie hatten alle gelernt, dass man auch die schlimmsten Dinge hinter sich lassen kann (wie auch immer und ich will nicht sagen, dass sie es wirklich gut gemacht haben), dass man Neues erschaffen kann und es im Grunde immer bergauf geht. Viele Probleme wurden gelöst. Vielleicht nicht optimal, aber dennoch gab es Lösungswege.
Mit Sicherheit fehlte dieser Generation die freie Entscheidung, das Gefühl, wirklich seine Passion zu leben und nicht den gesellschaftlichen Ansprüchen zu folgen. Die Berufs- oder Partnerwahl war nicht immer frei. Auch ermangelte es ihnen an der heute so gepriesenen „Work-life-balance". Andererseits hatten sie deutlich mehr Zeit mangels technischer Geräte und vermeintlicher Erreichbarkeit. Man machte tatsächlich noch echten Urlaub und war nicht dauerhaft erreichbar und beantwortete noch ein paar E-Mails. Mein Vater machte noch **sechs** Wochen (!) Urlaub im Sommer (aber auch zu Ostern und Pfingsten, da waren es allerdings nur zwei Wochen) und rief nur hin und wieder seine Sekretärin an. Aber eher selten. Das Jahr bestand also aus drei Monaten Urlaub und neun Monaten Kanzlei (aber er war sicherlich auch eine Ausnahme). Weder mein Mann noch ich waren je sechs Wochen unerreichbar. Auch gab es nur **einen**

einzigen sechs Wochen Urlaub - unsere Hochzeitsreise und ich erinnere mich an viele Urlaube, wo es auf der Kippe stand, ob mein Mann nicht doch „schnell wieder nach Hause und in die Firma musste". Alles war an der Firma ausgerichtet und Urlaub machte man in erster Linie im „Sommerloch". Er konnte auch mal ausfallen, zum Beispiel als Diana oder der Papst starben und man eilig Dokumentationen benötigte (mein Mann arbeitete in der Filmbranche).
Wir hatten auch noch die Idee, dass eine Firma weder einen Lockdown noch eine „Home office" vertragen würde - aber auch das haben wir ja inzwischen gelernt, wenn ich auch noch nicht vom Ergebnis überzeugt bin.

Wir hatten also mit Sicherheit auf der einen Seite mehr Freiheiten, aber auf der anderen Seite kam diese enorme Aufopferung für die Arbeit und den Erfolg dazu, wie auch die Tatsache, dass man kaum das, was die Eltern geschafft hatten, auch erarbeiten konnte. Ich würde sagen, meine Generation vertritt die Idee, dass man seinem Job dienen muss - und wenn man es nicht tut, macht man es schlecht. Man arbeitet sich auf und man ist immer da. Kann man bestimmten Ansprüchen nicht nachkommen, so hat man ein schlechtes Gewissen.

Der Zwang in der Generation meiner Eltern aber war groß. So ließ mein Großvater meine Mutter nicht studieren. Der Vater meines Schwiegervaters sprach bis zu seinem Lebensende nicht mehr mit seinem Sohn, als dieser nach der angeordneten Banklehre Klavier studierte und Opernregisseur wurde. Und mein Vater glaubte bis zu seinem Lebensende, dass der einzig wahre Beruf der des Anwalts sei. Nachdem die eigene Tochter zwar Jura studiert, aber dann doch abgebrochen hatte, hoffte er, dass zumindest seine Enkel - meine Söhne - etwas „Richtiges" studieren würden. Er erkannte aber auch, wie wunderbar es war, nicht verantworten zu müssen, dass meine Kinder einfach studierten, was sie wollten, nicht was „sinnvoll" wäre. Er meinte, das sei der Vorteil eines Großvaters: Keine Verantwortung mehr zu haben! Man empfand es also als „Verantwortung", dass Kinder einen Beruf wählten, der Sinn aber nicht zwingend glücklich machte.
Obwohl die Generationen meines Vaters und Großvaters den Wiederaufbau Deutschlands vollbrachten, hatten sie dennoch mehr Zeit und Ruhe und vielleicht auch mehr Muse als später ihre Kinder. Ein stundenlanges Lesen war völlig normal und relativ normale Arbeitszeiten auch.
Die nächste Generation hingegen verlor sich in der Arbeit und meines Erachtens auch in ihren äußerlichen Ansprüchen. Vielleicht wusste oder weiß sie

nicht, was sie wirklich will? Sie hofft, sich im Außen zu finden, doch das scheint nicht zu funktionieren.
Ich frage Patienten oft, was sie möchten, wo sie in fünf Jahren sein wollen? Welche Ziele sie haben oder was sie glücklich machen würde? Ich stelle fest, dass diese Fragen immer sehr schwer für die Betroffenen sind und ich nur selten Antworten bekomme. Im Grunde sollte es die einfachste Frage sein.
Lothar Hirneise, der seit Jahrzehnten im Bereich Krebs forscht und ein Krebszentrum leitet, fragt noch ein wenig direkter nach: „Was hat der liebe Gott davon, wenn er dich überleben lässt?" Frech, aber sollte man es nicht beantworten können? Wir stehen mitten im Leben, rennen immer irgendetwas hinterher und wenn wir erkranken, wissen wir nicht, warum wir auf dieser Welt bleiben möchten? Natürlich haben wir alle immer ein paar platte Antworten parat: „Ich will meine Kinder aufwachsen sehen", „Ich möchte mit meinem Mann alt werden" oder „mein Hund braucht mich". Das sind keine Ziele und auch keine Gründe zu leben und sie haben wenig mit einem selbst zu tun. Eigentlich sollte der Mensch ein Feuer in sich spüren, eine Passion für sein Leben und für das, was er tut oder tun möchte, und zwar völlig unabhängig von anderen. Hier geht es einzig und allein um ihn selbst.
Eines der wichtigsten Dinge, die ich mit meinem Homöopathen nach meiner 8-Wochen-Prognose be-

sprach, war die Frage, was ich von meinem Leben wollte und was ich gerne tun würde. Ich kam zu verschiedenen Erkenntnissen. Die erste war, was ich nicht wollte, und das war „Jurist sein". Mein Jurastudium war ein freudloses Unterfangen gewesen. Da ich allerdings nicht sagen sollte, was ich nicht wollte, sondern was ich wollte, musste ich noch länger nachdenken, bis ich endlich meine drei Dinge aufschreiben konnte, die mir wirklich wichtig waren:

- Bücher schreiben
- über eine Wiese galoppieren
- am Meer wohnen

Vielleicht auch etwas trivial. Zum damaligen Zeitpunkt war das alles sehr weit entfernt und erschien ungreifbar. Alles. Da meine Wirbelsäule in sich zusammenbrach und der Gedanke von Stangen als Stützbalken in meinem Rücken schon ein großes Thema war, war Reiten wirklich weit weg. Man hatte mir bereits gesagt, dass ich nie mehr reiten können würde. Also sehr weit weg. Wer schon mal ein Buch geschrieben hat, der weiß, dass das erste Buch das schwerste ist und eine große Aufgabe darstellen kann. Und wir wohnten in München und nicht am Meer. Mein Mann war bei einer Fernsehproduktion, die nicht plante, ans Meer zu ziehen.
Es waren keine hehren Ziele, aber meine. Aus meiner

Sicht auch nicht die einfachsten, aber es war das, was ich wollte.
Ich besuchte meinen Homöopathen also mit meiner Liste und wir waren beide zufrieden.

Oft scheint es, als würde das Leben den Menschen dieser Generation erschöpfen. Manche aufgrund der Arbeit, andere aufgrund von gesellschaftlichen Ansprüchen, obwohl sie oft gar nicht arbeiten. Vielleicht gibt es sogar einen sehr bezeichnenden Satzanfang für die Generation der jetzt 40-60-Jährigen: „Ja, aber..."

Die Generation der 20-30-Jährigen setzt der Dekadenz wohl die Krone auf! Die einen sind depressiv und stecken auf Grund all der Probleme auf der Welt den Kopf in den Sand. Sie gehen davon aus, aufgrund des Klimas so oder so nicht alt zu werden und haben beschlossen, daran nichts zu ändern, solange das Internet noch läuft. Ihre Ökobilanz ist meist schlimmer als die unserer Generation - schließlich schadet jeder Klick unserem Klima - aber die Schuld für alles geben sie uns! Auch die Ökobilanz unserer Eltern war deutlich besser als unsere – mit Ausnahme derer, die sich auf Kreuzfahrten herumtummeln. Wobei diese schon lange nichts mehr nur für die 70-100-Jährigen sind, nein, der durchschnittliche Kreuzfahrer heute ist 46.7 Jahre alt und selbst junge Familien haben sie für sich entdeckt! Deutschland schneidet bei diesem Thema eh sehr schlecht ab, aber auch das ist ein Teil der Dekadenz: Konsum, Konsum und nochmals Konsum! Dazu kommen ein sehr hoher Fleisch- und Milchkonsum und keinerlei Einschränkungen, wenn möglich - auch wenn in einer Tour der mahnende Finger erhoben wird. Konsum wird mit Wohlgefühl und Bestätigung gleichgesetzt.

Unsere Jugend

Viele Jugendliche zeichnen sich durch enorme gesundheitliche Probleme aus sowie einem großen Unwissen, wie man diese beheben könnte. Andere beschließen, keine Kinder mehr in diese Welt zu setzen oder aber sie beklagen alles an der Welt, sprechen sogar vom baldigen Untergang, aber sie möchten mindestens drei Kinder haben, was uns wieder an *„Universe 25"* erinnert: Hier haben die Ratten entweder keine Kinder mehr bekommen oder sich später nicht adäquat um diese gekümmert.

In Japan wird dieses Phänomen bereits bestätigt. Die Jugend wächst mit VR-Brillen auf dem Kopf auf und verliert sich in der virtuellen Welt. Wer fördert die Entwicklung dieser Headsets? Die Pornoindustrie - und sehr erfolgreich. So hat der japanische Jugendliche virtuellen Sex, wann er will, und dieser ist ausreichend genug, um die echte Variante gar nicht erst auszuprobieren. Die Jugend erlebt also genau das, was der Hersteller sich vorstellt. Sie läuft wie auf Schienen, ohne eigene Erfahrungen. Sie wird bestimmt und zum Objekt des zahlenden Kunden degradiert - und das bei der schönsten zwischenmenschlichen Sache der Welt!

Beziehungen eingehen, sich aufeinander einlassen, offen und verletzlich zu sein - all das ist nicht Teil der neuen Jugend. Und schwanger wird man auf diese Art natürlich auch nicht. Je weniger Freude und Neugierde der Mensch beim Lernen und in seiner Ausbildung entwickelt, desto anfälliger ist er für andere Realitäten. Wer denkt da nicht an die cleveren Ratten im „Universe 25"? Tatsache ist aber, dass wir uns in der Gemeinschaft, im Miteinander entwickeln. Wir sind eben Herdentiere!

Trotz (oder gerade wegen) der „Helikopter Mütter", der permanenten Förderung, der Work-Life-Balance, dem Jahr „chillen" nach der Schule und der Möglichkeit, jede Ausbildung auch wieder abzubrechen oder vielleicht auch deswegen, herrscht ein ungemeiner Frust bei gleichzeitiger maximaler Annahme der Umstände. Man kann mit unserer Jugend machen, was man will - und während wir noch wegen jedem Sinn oder Unsinn auf die Straße rannten und auf jeden Fall dagegen waren und am Esstisch die Fetzen flogen, wenn es um die Atomkraft ging - wird heutzutage eher angenommen und frustriert auf der Couch gesessen. Man kann diese Jugend einsperren, ihr die Grundrechte entziehen, die Bildung und auch die Freizeit - sie setzt sich daddelnd auf das Sofa, lässt ihren Frust im Internet aus und mobbt den ein oder anderen. Eine etwas überzogene Darstellung selbstverständlich, aber das ist ja auch der Vergleich mit „Universe 25". Dennoch, mich erinnert es...

So, aber wie kommt es denn nun dazu? Wie ist diese Generation entstanden? Ich würde sagen: aus Angst und Kontrolle.

Die Helikopter-Eltern

Über mindestens die letzten 25 Jahre wurden die „Helikopter-Eltern" entwickelt und man muss feststellen, dass die „neuen Modelle" noch weitaus besser sind, als wir es waren! Das Grundgefühl dieser Eltern ist die Angst und der permanente Wunsch, ihren Kindern negative Erfahrungen zu ersparen. Das Verlangen danach wurde mit Sicherheit durch unser Bildungssystem erzeugt, das schon seit 50 Jahren das gleiche ist. Aber zurück zu den „Helikopter-Eltern". Was sind sie überhaupt?
Man kann sie grob in drei Arten unterscheiden:

a) Die <u>Transporthubschrauber-Eltern</u>: Aus Sicherheitsgründen wird das Kind höchst-persönlich an jeden Ort gebracht. Die Eltern benutzen das eigene Auto, da sie alle anderen Transportwege für gefährlich halten, auch wenn das völlig der Statistik widerspricht. Der Nachteil ist nicht nur ein Bewegungsmangel, adipöse Kinder und auch eine Unsicherheit im Straßenverkehr, sondern man nimmt den Kindern auch Erlebnisse, die sie mit ihren Freunden auf dem Schulweg haben, nicht aber mit den Eltern im Auto. Von der Ökobilanz ganz zu schweigen.

b) Dann gibt es die Rettungshubschrauber-Eltern: Diese retten ihr Kind aus jeder Situation, bringen die Sportsachen, die Wasserflasche oder holen es ab, wenn es irgendwo zwickt. Sie bringen ihren Kindern jeden Tag bei, dass sie keine Eigenverantwortung benötigen, da ihre Eltern sie immer retten werden.

c) Das dritte Modell ist der Kampfhubschrauber. Diese Eltern ziehen regelmäßig für ihre Kinder in den Krieg. Krieg wird gegen alles geführt, was anstrengend für das Kind ist: der Lehrer, der Sitznachbar oder Sonstiges. Der Lateinlehrer meiner Kinder hat einmal eine Anzeige bekommen, weil ein Kind einen Tisch beschmiert hat und er dieses Kind dann putzen ließ. Angeblich war das Kind gegen Putzmittel allergisch und es gab eine Anzeige wegen vorsätzlicher Körperverletzung. Auch Kampfhubschrauber haben ihre Anwälte.

Der unermüdliche Einsatz der Eltern mag auf den ersten Blick sehr schön wirken, jedoch auf den zweiten ist das Verhalten der Elternschaft mehr als fragwürdig. Die Eltern geben den Kindern konstant das Gefühl, etwas nicht zu können oder noch nicht zu können. Es wird ihnen nichts zugetraut. Wer mal etwas Zeit auf einem Spielplatz verbringt, wird den Satz „Ich kann das schon!" des Öfteren hören und eine Mutter, die das verneint oder einen Vater, der die schützende Hand hinter dem Kind hält.
Was bekommt das Kind vermittelt? „Ich glaube nicht, dass du das kannst". „Ich glaube nicht an dich", „Ich traue es dir nicht zu". Und bei Krebspatienten hört man dann später: „Ich glaube nicht, dass ich das kann!" Wir erziehen unseren Kindern sukzessive die Eigenverantwortung ab und lassen sie sich in einer Komfortzone einnisten. Wer aber ein Abenteuer erlebt, der wird nachhaltig belohnt. Wir nehmen unseren Kindern diese Erfolge. Wir zeigen ihnen mit unserer ständigen Hilfe, dass sie hilfsbedürftig sind. Wir meinen, sie fördern zu müssen. Aber eine Kindheit muss man nicht fördern, außer man hat ein förderungsbedürftiges Kind, also ein Kind mit einer Behinderung.
Wir erziehen folglich ein mangelndes Selbstbewusstsein und versuchen auch, unsere Kinder vor dem Scheitern zu schützen. Aber Scheitern ist wichtig! Dinge gelingen nur dann, wenn ich mich auch dem

Scheitern stelle. Durch das Scheitern lernen wir nicht aufzugeben - diesen Prozess vereiteln die Eltern.
Die Kinder dieser Generation sind unter einer Dauerangst aufgewachsen. Corona hat dies noch verstärkt und der Krieg in der Ukraine setzt dem Ganzen die Krone auf! Seitdem boomt der Sicherheitsmarkt bei Kindern. Das fängt beim Schnuller mit Temperaturmessung und einer Warnungsapp für mögliches Fieber an und hört bei der „Das Baby dreht sich um"-Meldung auf.

Auch werden Kinder permanent manipuliert. So gibt es Trinkflaschen mit Filmen, damit Kinder mehr trinken und dazu erzogen werden, den ganzen Tag lang etwas zu konsumieren. Das Baby lernt, seine eigentlichen Bedürfnisse zu missachten: Es hat keinen Durst, aber es möchte auch einen Film ansehen. Und wenn es älter ist, isst es seinen Teller leer, um den Eltern oder Großeltern zu gefallen. Es missachtet sich unbewusst. Es erzeugt in kürzester Zeit seinen eigenen Imprint, und wenn ihm dieser nicht bewusst ist, wird es schwer, ihn zu überschreiben. Es ist nicht liebevoll zu sich selbst, um anderen zu gefallen oder eine Belohnung (Film) zu erhalten. Der Mensch hat früher auch nicht den ganzen Tag getrunken und war deutlich gesünder. Die geschürten Ängste sind also unbegründet. Oder kennen Sie ein Kind, das in einer ganz

normalen Familie mit ganz normalem Zugang zu Wasser aufgewachsen und verdurstet ist?
Wir schaffen also von Anfang an vorgegebene Bahnen: Jeder trinkt genauso viel wie festgelegt wird. Wenn das Kind nicht mehr auf der deutschen und internationalen Wachstumslinie liegt, werden wir gewarnt. Sollte es etwas Temperatur haben, werden wir aufgefordert, ein Medikament zu geben. Wenn es etwas älter ist, kann man es mit einem Armband tracken, bevor man es später auf dem I-Phone verfolgt. Die Kreativität stirbt. Die Eigenverantwortung auch. Kinder brauchen auch Geheimnisse. Wir alle hatten sie. Oder wollten Sie in der heutigen Welt aufwachsen? Wollten Sie solche Eltern? Nein, wir wollen Menschen um uns, die uns vertrauen und liebevoll mit uns umgehen. Das ist das Gegenteil.

Es gibt aber auch noch einen weiteren Aspekt: Die permanente Überwachung durch Apps, „WhatsApp" Gruppen und Kinderförderungsgruppen geben den Müttern das Gefühl, es selbst nicht zu können. Aber nicht nur das. Es ist auch wieder der permanente Vergleich: Wie macht die andere Mutter das und wie das Kind? Das Wettrennen ist eröffnet. Wir erziehen nicht mehr in der Gemeinschaft, wie früher mit Onkel, Tante und Großeltern, sondern in der Konkurrenz. **Der Mensch braucht aber die Gemeinschaft, Vertrauen und ein liebevolles Miteinander.** Gemeinschaft und Verbindung nimmt ihm seine Ängste. Alles andere macht ihn krank.

Schon ab der Schwangerschaft wird alles gemessen und hinterfragt und der Körper und seine unendlichen Fähigkeiten, die wir noch nicht einmal alle kennen, in Frage gestellt. Die Technik stiehlt nicht nur die Mutterrolle, sondern auch die Intuition, die wichtigste Grundlage bei der Heilung oder dem Lösen von schweren Krisen. Die komplette Überwachung und ein fehlendes Vertrauen in unsere Kinder, ihre Körper und ihre Gesundheit sind unser größter Fehler.

Kinder brauchen Vertrauen

Unsere Kinder werden am laufenden Band gefördert, was auch bedeutet, dass die Eltern immer das Gefühl haben, dass die Kinder, so wie sie sind, nicht gut genug sind. Viel Förderung bedeutet wenig eigene Auseinandersetzung. Förderung wird oft mit Liebe verwechselt.
Gras wächst aber nicht schneller, wenn man daran zieht. Kinder benötigen Langeweile und eine kreative Faulheit, um Ideen zu entwickeln. Langeweile wird heute aber sofort durch das Internet oder den Fernseher beseitigt beziehungsweise ersetzt.
Kinder brauchen Vertrauen und eine Gemeinschaft, die nicht andauernd an ihnen zweifelt und sich Sorgen

um ihre gesunde Entwicklung macht. Sie lernen aus ihren Erfahrungen. Viele Eltern glauben, es sei heute alles gefährlicher als früher. Studien zeigen uns, dass es nicht so ist. Wir sehen es nur als gefährlicher an. Heute dürfen Teenager nicht mehr den Abend alleine verbringen und werden von ihren Eltern mit auf Feste oder zu Abendessen genommen. Mein Mann fuhr mit 15 mit dem Fahrrad und ohne Telefon mit einem Freund um den Bodensee und zeltete. Ich war mit meinem Bruder mit 16 per Zug sechs Wochen in Rom - ohne Telefon, mit 17 als Au-pair für drei Monate in Amerika und mit 16 und 19 in Israel – alles ohne Handy! Einmal war es sogar für ein Jahr während des Golfkrieges – ebenfalls ohne permanente Überwachung meiner Eltern. Sowohl meine Eltern als auch ich haben viel gelernt. War es gefährlich? Na ja, das ist Ansichtssache. Israel mit Sicherheit, aber ich habe viel gelernt: Wie man eine Gasmaske aufsetzt, wie es sich anfühlt, wenn man in der Ferne die Bomben hört, und welche Auswirkungen Militär und Krieg auf die Jugend haben. Vielleicht glaube ich deshalb, dass uns Krieg nicht weiterbringt. Wir lernen durch Erfahrungen – gute und schlechte - und wir können unsere Kinder nicht andauernd vor allem bewahren. Das Leben ist schwarz und weiß. Wichtig ist zu lernen, wie man damit umgeht.

Unser Gehirn lernt durch das Spiel, durch das kreative Spiel und Rollenspiel und nicht durch vorgege-

bene Onlinespiele oder Filme. Dialoge wollen geübt werden, oder warum spielten Kinder früher so gerne Mutter, Vater, Kind oder Doktor, Feuerwehrmann und Cowboy? Unser neues Spielzeug verhindert die Kreativität. Es behindert die Lösungsfindung. Auch sind Kinder stolz darauf, etwas selbst gemacht zu haben – auch dieser Stolz wird ihnen genommen. Etwas selbst zu schaffen, gibt Kindern Sicherheit. Etwas in einer Gruppe zu machen noch mehr: Da entwickeln sie Selbstwert und Selbstvertrauen.
Das Spiel am Computer ist ein einsames. Es entspricht auch nicht unseren Grundbedürfnissen, denn der Mensch ist ein Herdentier.

Die Ausbildung unserer Kinder

Gerade in Deutschland hält man die Ausbildung sehr hoch. Viele Menschen glauben noch immer, unsere deutschen Schulen und Universitäten wären die Ausbildungseliten der Welt. Das ist weit gefehlt; da ist der Wunsch der Vater des Gedankens! Selbst wenn man von einer durchschnittlichen leistungsorientierten Auswendiglernbildung ausgeht, führen wir schon lange nicht mehr oder haben es nie getan. Was aber deutlich beunruhigender ist, ist, welche Auswirkung unsere Form der Ausbildung auf unseren größten Schatz, unsere Jugend hat. Wir erziehen sie zur Freudlosigkeit; zu Menschen, die jegliche Neugierde verloren haben. Damit werden sie durch jeden Computer ersetzbar. Menschen, die nach Plan handeln und nur noch „funktionieren", sind aber nicht nur durch Maschinen leicht ersetzbar - was schon schlimm genug ist - sondern sie sind nicht lebendig und damit auch nicht liebevoll, weder zu sich selbst noch zu anderen - das ist die eigentliche Katastrophe! Ersetzbar zu sein macht einen zu einer „Sache" und dieser Zustand führt zu einer Inkohärenz im Gehirn. Dabei ist es gleichgültig, ob uns das in der Ausbildung geschieht oder die Eltern einen verheiraten, um Geld zu bekommen. Man wird zu einer „Sache" degradiert, die dienlich ist, unabhängig von den eigenen Gefühlen. Wir sind nicht in der Kohärenz, die uns unter anderem in die Heilung führt, die unser Gehirn immer anstrebt. Es möchte nicht aufgeregt sein, sondern ruhig und stimmig. Wir verlieren den Spaß am Lernen und Leben. Wir geben unseren inneren Frieden auf und erschaffen eine Jugend, die diesen vielleicht noch nie gefunden hat. Aber nicht nur das: Alle vier Jahre hat Deutschland insgesamt eine Million Kinder, die sitzen geblieben sind und das, obwohl man weiß, dass die Noten im nächsten Jahr mit dem Wiederholen kaum besser werden. Ein System, das nicht zum Kind passt, wird nicht besser, wenn man es länger anwendet. Schüler, die ein Jahr wiederholen müssen, werden aus ihrer Gruppe gerissen, ihrer Gemeinschaft, und tragen die innere Bürde, etwas nicht zu können,

manchmal ihr Leben lang mit sich herum. Viele von ihnen sind sehr schlau, sie passen nur einfach nicht ins System. Wir kennen viele berühmte Beispiele: Otto Waalkes, Harald Schmidt, Thomas Mann, Winston Churchill oder Albert Einstein. Sitzen bleiben lassen ist eine kriminelle Handlung am Selbstwertgefühl der Schüler und sollte in einem guten Ausbildungssystem als erstes abgeschafft werden.
Die Zeiten, in denen es Sinn gemacht hat, Kinder zu kleinen Robotern zu erziehen, die in Fabriken arbeiten, pünktlich sind und Befehle ausführen, sollten vorbei sein - außer unsere Jugend soll diffusere Befehle und Anordnungen befolgen, die uns nicht so ganz klar zu sein scheinen.
Diese Ausbildung ist nun schon sehr lange so und auch den Lehrern mangelt es an Selbstwert, Würde, Empathie und Verantwortungsbewusstsein. Sie wurden so geschult.
Freiheit und Selbstbestimmung sind die Voraussetzungen für ein Leben in Würde und Glück. Beides bietet unsere aktuelle Ausbildung und Gesellschaft nicht mehr.
Wir müssen erst einmal selbst in unserer Mitte sein, um anderen wirklich das geben zu können, was sie benötigen - so wie man zuerst sich selbst die Sauerstoffmaske aufsetzt und dann den Menschen, die es nicht selbst können. Sind wir nicht lebendig und liebevoll, so zerstören wir unsere Welt. Ein Blick in

unsere heutige Welt zeigt uns, woran wir arbeiten sollten.

Neugierde fördern

Der Mensch zeichnet sich durch Neugierde aus, sofern wir diese nicht durch unsere Ausbildung und Erziehung vernichten. Die Neugierde führt zum Wunsch nach Lernen und zur Entwicklung unseres Gehirns.
Wir stellen die kognitiven Fähigkeiten in unserer Ausbildung in den Mittelpunkt und vergessen dabei, dass diese nur ein Werkzeug sind. Interesse und Neugierde führen erst dazu, diese überhaupt anzuwenden.
Wir nehmen den Raum für freies und unbekümmertes Spielen, das dem Menschen beibringt, Lösungswege zu finden und sich zu entfalten. Entwicklung bedeutet auch, die bereits gegangenen Wege zu verlassen, neue zu finden und sich zu **„ent"-wickeln**, also Dinge wieder aufzulösen, die verworren in unserem Leben waren, sowie neue, andere Erfahrungen zu machen und für diese offen zu sein.
Das menschliche Gehirn kann sich ein Leben lang fortentwickeln, auch im hohen Alter noch. Wir gehen in unserer Schuldbildung aber anscheinend immer noch davon aus, dass in der Kindheit und Jugend bestimmte Richtungen oder Fähigkeiten festgelegt sind. So kam es auch zum dreigliedrigen Schulsystem, das nur sehr, sehr langsam seine Aufweichung findet.

Wir gehen davon aus, dass Kinder in der vierten Klasse, also mit acht oder neun Jahren, schon zeigen, ob sie die Haupt-, Realschule oder das Gymnasium besuchen sollten und wo ihre Schwerpunkte, Fähigkeiten und Wünsche liegen. Eine mutige Strategie, die vielen Menschen so einiges verbaut und den Kindern sehr früh etwas sehr Wichtiges nimmt: den Spaß und die Freude am Lernen, denn es kommt der Druck. Manchmal wollen die Eltern mehr, als das Kind gerade leisten kann, oder die Kinder haben Angst, ihre Freunde zu verlieren. Der Stress beginnt mit dem Übertrittsjahr und manchmal schon davor.
Vielleicht sind daher auch so viele Menschen der Überzeugung, dass man hart arbeiten muss, um etwas zu erreichen. Geldverdienen kann nicht leicht sein oder Spaß machen, Lernen muss unter Druck und Strafe geschehen und um zu heilen, muss man wirklich hart arbeiten.
Na, da haben wir uns was angeeignet!

Lernstörungen

Unser Schulsystem verfügt auch über viele „Aufkleber", die unseren Kindern angeheftet werden. So gibt es ADHS, ADS, Legasthenie, Dyskalkulie und sicherlich immer mehr und neuere vermeintliche Lernstörungen. Unsere Kinder werden in Boxen gesteckt und aus so mancher kommen sie lebenslang nicht heraus.

Dabei kann ich aus Erfahrung sagen, dass es gleichgültig ist, ob man in der Box „Hoch-“ oder „Minderbegabt“, „Zappelphilipp“ oder „Traum-Liese“ landet. Box ist Box und sie bringt ihre Begrenzung mit sich. Derjenige, der das Kind oder den Menschen in die Box steckt, ist meist auch selbst begrenzt, was die Sache nicht leichter macht.

Wer etwas verändern will, muss sich zuallererst aus seiner Box herauskämpfen. Viele „Störungen“ sind selbsterschaffen. Wir überfordern unsere Kinder konstant. Wir mikromanagen ihre Kindheit. Alles geht schnell und besser. Erinnern Sie sich noch daran, wie lange ein kleines Kind für eine Seite beim Bilderbuchanschauen braucht? Da wird fünf Mal auf die Katze gezeigt und die Mutter soll „Katze“ sagen. Das Kind wiederholt es. Dann wird das Fenster entdeckt und über das Haus gesprochen. Immer und immer wieder werden dieselben Worte wiederholt. Man wird schon nervös und möchte umblättern, doch es will weiter dieselbe Seite anschauen! Es dauert und dauert. Indem immerzu das Gleiche wiederholt wird, etwas lange angesehen oder immer dieselbe Geschichte erzählt wird, bilden sich Nervenbahnen. Das Kind formt seine eigene Vorstellung, verknüpft diese mit eigenen Bildern und das Gehirn entwickelt sich.

Kinder benötigen Zeit, um Dinge zu entdecken und zu verarbeiten - aber was machen wir heute? Ab vor den Bildschirm mit vielen, vielen Bildern in kurzer Zeit. Wie soll das Gehirn das verarbeiten? Durch viele Bilder und Töne wird der Prozess der eigenen Fantasie, des „sich selbst ein Bild Machens" gestört. Das Kind lernt nicht, sich selbst aufgrund eines Reizes - wie EINES Bildes oder Tons - eine eigene Geschichte zu erzählen und eigene Bilder zu erschaffen. Die Gehirnweiterbildung findet also deutlich weniger statt. Fernsehen und Computer reduzieren die Gehirnentwicklung und einfache Dinge werden nicht mehr verinnerlicht. In den ersten zwei Jahren ist das Hören und sich Bilder zu machen deutlich wichtiger, als Bilder zu sehen. Zu schnelle Bilder überfordern unsere Kinder. Eine Babyflasche mit Filmchen zur Kontrolle, dass genug getrunken wird, hemmt also nicht nur die Bedürfnis-, sondern auch die Gehirnentwicklung. Und wie soll ein Kind mit seinem Alltag umgehen, in dem im Verhältnis zu den Filmen rein gar nichts passiert? Trotzdem machen wir munter weiter!

Hat ein Kind ein Bedürfnis, will es seinen Willen durchsetzen oder sich an seiner Mutter reiben, wird ihm das Handy in die Hand gedrückt und das Problem ist gelöst. Wir begraben die Bedürfnisse von Kindern Stück um Stück, so wie wir es auch mit unseren eigenen getan haben.

Wir behandeln unsere Schüler wie Spalierobst. Die Äste werden festgebunden und der Baum entwickelt sich in vorgegebener Form. Wir nehmen also nicht nur die Entwicklungsrichtung, sondern wir wollen auch noch eine Ertragsoptimierung. Wir stopfen die Kinder wie eine Weihnachtsgans mit Bildung. Kinder aber benötigen Bewegung, Berührung und Zeit – all das gibt es in unseren Ausbildungen nicht. Somit kommen all die Lernstörungen und die Pharmaindustrie hat die Antwort. Nur dass die körperliche und seelische Entwicklung durch manches Medikament gehemmt und der Appetit gebremst wird und man ohne Pille kaum noch seinen Fokus halten kann, ist dann völlig unwichtig. Manches bleibt auf der Strecke, wenn man für eine Gesellschaft „passend" gemacht wird. Hauptsache, die Kinder funktionieren in der Schule und stören das System nicht.

Wir erziehen immer, um das System zu unterstützen; folglich werden auch unsere Kinder die Sättigung ihrer Bedürfnisse später im Konsum finden müssen.

Menschsein ist mehr als zu funktionieren

Wir zerstören die Lebendigkeit unserer Kinder und natürlich auch von uns selbst. Je weniger lebendig wir sind, desto weniger Neugierde entwickeln wir und desto weniger lernen wir. Wir spüren uns weniger und verlernen, auf unsere Intuition zu achten. Aber gerade Neugierde, Lebendigkeit und Intuition sind wichtige Grundlagen, die für viele Lösungen eine Rolle spielen – im Leben generell sowie bei der Heilung von Krankheiten.

Neugierde, Lebendigkeit und Intuition

Selbstverständlich ist die Gesellschaftsform alles andere als liebevoll. Es macht das Kind wie auch uns zum Objekt der Ansprüche. Wir werden zu einer Sache, die man an den passenden Ort stellt, unabhängig von unseren Bedürfnissen. Anforderungen oder Ansprüche gibt es für beide Seiten: Das gute und richtige Kind sowie für die guten und richtigen Eltern im Sinne der Gesellschaft. Die Folge davon ist, dass beide Teile nicht mehr gesehen werden. Wir werden unter „Ansprüche" subsumiert und nicht nach unseren Bedürfnissen gefördert. Dies führt zu Verletzungen, denn man ist nicht so, wie man ist, in Ordnung, sondern soll anders sein. Die eigene, freie Entwicklung wird beschränkt oder abgeschnitten. Eine traurige Veranstaltung, denn eine Potentialentfaltung kann so nicht stattfinden. Dies kann erst wieder geschehen, wenn die Person wieder als eigenständiger Mensch, als Subjekt gesehen wird. Sobald das der Fall ist, „ent-wickelt" sich alles wie von selbst. Der Prozess läuft von allein ab.

Wir sind keine Einzelkämpfer – dazu werden wir aber in der Schule erzogen. Das beginnt mit dem Schulranzen auf dem Tisch, damit niemand in einer Probe spicken kann. Wir sind dafür gemacht, Probleme gemeinsam zu lösen und unsere Kapazitäten zu finden - nicht nach Plan auf Schienen zu laufen. Wir lernen in der Gemeinschaft. Dieser Verbund ist den Kindern in der Schule aber nicht gegeben, da die Schüler in Konkurrenz stehen. Sie lernen auswendig und finden keine eigenen Lösungen. Das Übernehmen von vorgegebenen Informationen führt dazu, dass man daran zweifelt, eigene Auswege erschaffen zu können. Auch beginnt man, sich immer weniger selbst zu spüren, wenn man nur dem vorgegebenen Weg folgt. Das Verbinden mit unserer Lebendigkeit zeichnet uns aber aus.

Babys kommen in Verbundenheit auf die Welt. Neun Monate oder 40 Wochen sind sie mit der Mutter und deren Empfindungen sowie auch ihrem Körper und aller Nährstoffe verbunden und koexistent. Sie entwickeln ein Urvertrauen, dass der Körper alles richtig macht und sich so, wie er sich entwickelt, auch gut ist. Wenn ihnen etwas fehlt, werden sie unruhig und zeigen es der Mutter. Ist die Mutter mit dem neuen Leben verbunden, so spürt sie, was vor sich geht. Auch später sucht das Baby diese Nähe und zeigt sein Unwohlsein. Wir überlassen aber der Technik und

Erziehungsideen unsere Reaktion auf das Baby und geben unsere Verbundenheit auf und unser Urvertrauen, durch unsere Intuition richtig zu handeln und zu wissen, was gut für uns und das Kind ist. Wenn es nach der Gehirnentwicklung ginge, so wären die Kinder viel länger im Mutterleib, nämlich 18 Monate. Dies geht aufgrund der menschlichen Anatomie nicht. Folglich sollten aber Mutter und Kind während der ersten zwei Jahre so nah wie möglich miteinander verbunden sein, um die entsprechende Reifung des Gehirns zu fördern. So tragen die Mütter in vielen „nicht entwickelten" Ländern ihre Kinder auf dem Rücken oder Bauch mit sich. Sie laufen mit ihnen, putzen, kochen oder verrichten andere Aufgaben, alles mit Körperkontakt zum Säugling.

Wenn eine Mutter in unseren Breitengraden Angst vor dem plötzlichen Kindstod hat, warum nimmt sie ihr Kind dann nicht mit sich ins Bett, sondern vertraut den Fähigkeiten eines Computers mehr als ihren eigenen? Der Herzschlag der beiden Körper passt sich an, wenn Mutter und Kind zusammen sind, und das Baby ist beruhigt - und die Mutter ebenso. Sie hat ihren Säugling bei sich und muss nicht per Handy abfragen, wie es dem Kind geht, oder es über eine Kamera beobachten. Sie fühlt ihr Kind und kann so auch Grenzen setzen, aus dem Wissen heraus, wann sie ihr Baby erziehen möchte und wann es ihm schlecht geht und es Nähe braucht. WIR wissen es und nicht der Computer!

Nicht alle Kinder sind gleich. Wir sind alle Individuen und wollen als solche behandelt werden. Die Ausbildung der Individualität ist die erste Stufe der Entwicklung eines Selbstbildes. Am Anfang stehen erst einmal nur die Grundbedürfnisse, bevor sich das Kind mit dem Außen beschäftigt und eine Identität annimmt, wie zum Beispiel Junge oder Mädchen, oder eine Sprache. Diese Identität gibt uns später Sicherheit, aber selbst diese wird schon im Kindergarten hinterfragt und infrage gestellt, da man mit den grundlegenden Identitäten aufgehört hat. Junge oder Mädchen - selbst das ist heutzutage nicht mehr klar! Natürlich ist der Rest des Lebens dann auch nicht leicht zu beantworten, wenn wir schon hier alles in Frage stellen, was dem Kind ein Selbstbild ermöglicht. Ein Selbstbild bedeutet aber Menschsein.

Menschsein & Würde

In unserer jetzigen Gesellschaft sehen wir, dass meist in Führungspositionen – gleichgültig ob in Firmen oder der Politik - genau das Gegenteil von Menschen, die wir uns im optimalen Falle wünschen würden, die höchsten Positionen innehaben. Es sind meist diejenigen, die in der Schule wunderbar auswendig gelernt und dem Konkurrenzdruck standgehalten haben und wenig mit ihrem Gefühl verbunden waren. Es sind oft diejenigen, die man gerne ausgegrenzt hat oder vielleicht sogar gemeinerweise in die Mülltonne steckte.

„Mensch-sein heißt Bewusst-sein und Verantwortlich-sein." [35]

Intuition, Urvertrauen, Gemeinsamkeit, Spaß und Empathie sind in den führenden Positionen oft Fehlanzeige. Ebenso Verbundenheit oder Menschsein. Vielleicht auch ein Grund, warum die Dinge so sind, wie sie sind. Diese Art der Erziehung hat uns unter anderem auch dazu gebracht, dass zum Beispiel bei der Covid-Impfung viele Jüngere deutlich vor den Älteren drankamen. Sie haben das getan, was sie gelernt haben: In Konkurrenz leben und an sich reißen. Das Ergebnis war ein 20-jähriger Geimpfter und eine 85-Jährige, die noch warten musste. Dieses Mal war es gleichgültig, da es sich weder um eine ernstzunehmende Krankheit gehandelt hat noch hatte die Impfung eine Wirkung - außer vieler Nebenwirkungen. Aber was wäre, wenn es ernst wäre? Wir können die Frage leicht beantworten.

---

[35] Prof. Dr. Viktor Frankl |"Über den Menschen"

Da weder die eigene Handlung noch die Befehle in der Gesellschaft hinterfragt werden, geschehen die merkwürdigsten Dinge.

Wenn wir wissen, was uns selbst guttut, und wir in Kontakt mit unserer Intuition stehen, dann sind wir nicht verführbar, bestechlich, korrumpierbar. Wir wollen wissen, was wir tun, und ein gutes Gefühl dabeihaben. Wir richten uns nicht einfach nur nach der Gesellschaft aus. Wir sind emanzipiert und angstfrei und schaden uns, anderen Lebewesen und auch unserer Erde nicht. Wir lernen aus der Freude, nicht aus der Angst - also in etwa das Gegenteil unserer Coronapolitik. Aber das ist ein anderes Thema.

Die Angstgesellschaft

Unser Gehirn strukturiert sich durch die Erfahrungen, die es macht. Ebenso durch die Begrenzungen. Die Tatsache, dass wir in einer Angstgesellschaft leben, verändert unser Gehirn.

Dieses entwickelt sich schon vorgeburtlich und hat im Grunde nur den Körper als Grenze. Grundsätzlich ist es flexibel und kann mit den Gegebenheiten umgehen. Ein Mensch, der zum Beispiel durch Contergan kürzere Gliedmaßen hat, als er haben sollte, kann umlernen. Fehlen die Unterarme oder Hände, so übernehmen die Füße, was normalerweise die Hände tun, und das Gehirn findet neue Wege und erwirbt andere Fertigkeiten.

Die Hirnentwicklung im Mutterleib wird jedoch durch Ängste und Zweifel der Mutter gesteuert. Pränataler Stress hebt die Hormonlevel an und die Hirnreifung wird beschleunigt, denn der Körper denkt, das Kind kommt früher zur Welt und muss bereit sein. Ein „Notfallprogramm" läuft an. Das Gleiche kann mit den Lungen geschehen und soll einem „Frühchen" zum besseren Start verhelfen. Hier aber entsteht dieser Stress nicht aufgrund körperlicher Umstände und einer drohenden Frühgeburt, sondern das Kind übernimmt den Stress der Mutter. Dieser Stress durch die Ängste der Mutter bleibt oft nicht folgenlos, auch wenn der Körper hier vorgesorgt hat und die Plazenta Enzyme ausschüttet, wenn die Stresshormone zu hoch sind. Dennoch kommen 10% beim Baby an. Es kann im späteren Leben des Kindes zu Depressionen führen. Oder zu einer minderen Intelligenz. Gestresste Babys können im Durchschnitt einen um zehn Prozent geringeren Intelligenzquotienten sowie Probleme mit der Konzentration und Aufmerksamkeit haben.

Die Ängste der Mutter hinterlassen Spuren. Ihre Kinder sind auch oft von mehr Ängsten belastet als andere. Sie übernehmen, was sie nicht erlebt haben. Sie fürchten sich zum Beispiel vor Sirenen, ohne überhaupt zu wissen, dass diese im Krieg die Bevölkerung alarmieren sollte, in die Bunker zu gehen. Sie haben Angst vor Wasser, ohne je in Not gewesen zu sein und anderes einfach übernommen.

Man hat zum Beispiel einen Test mit Kindern im Krabbelalter gemacht und eine visuelle Klippe gebaut. Die Kinder waren vollkommen sicher, sollten aber über eine visuelle Klippe krabbeln. Die Babys, deren Eltern angstbelastet waren, krabbelten nur selten über die Klippe, auch wenn die Eltern sie lockten und nah waren. Unbelastete Kinder hingegen krochen darüber.

Je mehr Ängste also die Eltern haben, desto mehr Furcht entwickeln die Kinder und desto schwieriger war die Aufgabe für sie. Sie führen das Leid der Eltern fort.

Ängste werden von den Eltern auf die Kinder übertragen

Die Ängste der Eltern müssen dabei nicht real sein. Manche Kinder wünschen sich sogar, ihre Eltern hätten weniger Angst – auch um sie - und würden ihnen mehr zutrauen und ihnen einen Vertrauensvorschuss geben. Die Eltern aber stecken in ihren Sorgen fest und halten diese für absolut real. Sie glauben, die Welt sei gefährlicher geworden als in ihrer Kindheit. Die Kinder hingegen können weit mehr, als die Eltern glauben. Irgendwann geben sie aber auf und übernehmen die Bedenken der Eltern oder auch Großeltern. Wir lernen durch Erfahrungen und in diesem Fall durch Angsterfahrungen.

Wir haben alle das perfekte Gehirn für unseren Körper, das immer in der Lage ist, sich zu verändern und auch neue Umstände anzunehmen. Es kann sich ein Leben lang entwickeln und wir können Begrenzungen oder Boxen, in die wir gesteckt wurden, auch wieder aufgeben. Neue Erfahrungen werden auch wieder verankert. Die Erfahrungen, die wir durch unsere Gesellschaft und unsere Ausbildung machen, verändern unser Gehirn aber dennoch, wenn auch nicht irreversibel. Die Bildungserfahrungen sollten daher gut sein und so leicht und sinnvoll wie möglich gestaltet sein. Daher stellt sich die Frage, was uns für unsere Kinder wichtig ist. Was sollen sie an Schulung und Bildung erhalten, um in dieser Welt bestehen zu können? Wie werden sie glücklich und stabil? Wie steht es um Würde und Moral? Wie bilde ich den Menschen zum Menschen aus? Wollen wir Automaten oder empathische Wesen? Das sind die Fragen, die wir uns für die Ausbildung stellen sollten. Auch klären diese Fragen einiges in unserem eigenen Leben, denn die Ausbildung ist nicht erst seit gestern, wie sie ist, sondern seit Jahrzehnten.

Wissen an sich wird in der Zukunft mit Google keine so große Rolle mehr spielen. Auch verändert sich das Wissen viel zu schnell. Früher stellte es oft noch einen Status dar, es wurde auch damit angegeben. Diese Idee wird in Zukunft eher wegfallen. Ein auswendig gelerntes Wissen wird nicht mehr viel wert sein.

Wir müssen uns allerdings bewusst machen, dass Wissen nicht gleich Wissen ist. Erkennen ist zum Beispiel ein sehr viel tieferes Verständnis als ein übernommenes, auswendig gelerntes Wissen. Mit einer Erkenntnis kann ich mein Leben verändern. Ich kann sie anwenden. Eine Erkenntnis habe ich auch selbst erschaffen, sie ist etwas Eigenes und wird mir daher immer viel wertvoller sein. Eine Erkenntnis muss mich aber auch noch berühren, sonst bringt sie wenig. Viele Menschen ernähren sich schlecht und sind zu dick. Es berührt sie aber nicht und somit essen sie weiter. Eine schwere Diagnose kann das ändern. Plötzlich sind sie berührt und verändern sich. Sie spüren sich wieder und nehmen sich als Person wichtig. Schlussendlich bringt die Veränderung dann auch noch Freude und Gesundheit und der Mensch hat eine tiefe Erkenntnis. Solche Erlebnisse stellen sich aber nicht bei einem auswendig gelernten Wissen ein.

Eine wünschenswerte Ausbildung

Aber wie soll es jetzt aussehen? Wie sollten unsere Kinder aufwachsen? Welche Bildungsform wäre wünschenswert und vor allem auch verantwortungsbewusst?

Das Kleinkindalter

Schön wäre es, wenn die Kinder auf die Welt kommen und sie erst einmal der Mutter, so wie sie sind, auf die Brust gelegt werden und die erste Stunde gar nichts passieren würde und die Nabelschnur auspulsieren dürfte. Jahrtausende lang war das genauso, bis dann der ein oder andere männliche Arzt den Vorgang „optimiert" hat. Früher wartete man mit der Trennung der Nabelschnur, bis die Placenta entbunden wurde oder die Nabelschnur auspulsierte. Es gibt viele Vorteile dieser Praxis: Eine normale und gesunde Menge an Blut für das Leben außerhalb des Mutterleibes. Die größte Menge an roten Blutkörperchen, Stammzellen und Immunzellen für das Baby. Eine Vorbeugung von Eisenmangel sowie die Vorbeugung von Hirnblutungen und Infektionen. Die Mutter-Kind-Verbindung wird erst einmal beibehalten. Das sogenannte „Bonding" kann stattfinden. Die Verbundenheit wird auch außerhalb des Mutterleibes gefestigt.

In den ersten Monaten übernimmt das Kind durch die Zwiesprache mit der Umwelt das Wissen seines Umfeldes. Es erlernt die Sprache ab dem 7. Monat. Spricht niemand mit ihm, so verkümmert es - wir kennen dieses Phänomen durch Kasper Hauser. Man machte aber auch grausame Versuche mit Säuglingen, indem man nicht mit ihnen sprach, sondern sie nur versorgte, als man herausfinden wollte, welche Sprache die "Sprache der Menschen" sei. Die Kinder sprachen gar nicht, viele starben.

Das Gehirn ist für jede Sprache angelegt, sie muss nur im Umfeld des Kindes gesprochen werden. Es kann auch mehrere Sprachen auf einmal erlernen. In vielen afrikanischen Ländern sprechen die Menschen automatisch drei bis vier Sprachen und niemand stellt sich die Frage, wie das kam. Die Sprachen waren da und das Kind übernimmt sie. Kinder lernen alles, was sie hören. Mit 18 Monaten ist die Gehirngröße 1/3 eines Erwachsenen, die Anzahl der Rezeptoren ist aber die gleiche wie die eines Erwachsenen. Alles, was gehört wird, wird erlernt - und was gesehen wird, wird imitiert.

Mit dem Gehörten wird sich das Kind auch identifizieren. Es bildet darüber seine eigene Identität, die mit der Sprache beginnt und bei den Aussagen seines Umfeldes endet. Je mehr Konflikte es hört, desto mehr davon trägt es in sich. Hier beginnt auch die

Selbstdefinition, die sich aus all den gehörten Worten über einen selbst zusammensetzt.

Die Grundschulzeit

Mit **6 Jahren** werden wir oft eingeschult. Das ist auch der Zeitpunkt, an dem wir über die meisten Synapsen verfügen, nämlich fünf bis sieben Mal so viele wie im Erwachsenenalter. Unser Gehirn hat nur Zweidrittel der Größe eines Erwachsenen, aber eine enorme Kapazität. Wir sind, was das Gehirn anbelangt, in der Blüte unserer Entwicklung - nur dann kommt die Schule! Für manche Menschen beginnt hier der Ernst des Lebens. Ich habe Schule immer gehasst, insofern bin ich sicherlich nicht ganz objektiv - ich werde mich aber bemühen. Die Grundschule und der Beginn des Gymnasiums waren für mich sehr mühsam. Später fand ich das einzig Gute an der Schule, dass man viele Stunden mit Lesen verbringen konnte, auch wenn ich nie das las, was gerade unterrichtet wurde und die Lehrerstimme im Hintergrund etwas störte.

Grundsätzlich führen die Schule sowie das Verhalten der Eltern und Lehrer oft zur Verwirrung des Kindes:

„Sag mir nichts! Was du bist, steht die ganze Zeit über dir und donnert, so dass ich nicht hören kann, was du dagegen sagst.“ [36]

Eltern und Lehrer fordern, was sie selbst nicht erfüllen. Es entsteht eine Diskrepanz, die Kinder irritiert. Wer zu Hause seinen Kindern erklärt, wie wichtig es sei, Lesen und Schreiben zu lernen und selbst nur die Rechnungen überfliegt und den Einkaufszettel kritzelt, ist nicht authentisch. Er lebt etwas vor, was Zweifel mit sich bringt und verwirrt. Es wird also A gesagt und selbst B getan. Klappt etwas nicht, so wird gedroht: „Man muss viel lesen, sonst wird man dumm!“

„Man muss gut in der Schule sein, sonst ...“ ist man all das nicht, was man sein soll, und hat eventuell einen Konflikt, bis man in die Grube springt - außer man ist in der Lage, sich selbst so zu akzeptieren, wie man ist. Möchte ich nicht durch Lesen lernen, so kann ich es durch Hören oder Sehen tun. Ich kann mir meinen Weg suchen und dabei authentisch bleiben. Allerdings wird dies mit sechs Jahren oder während der Grundschulzeit nicht gelingen, vor allem nicht in

[36] Ralph Waldo Emerson | „Don't say things. What you are stands over you the while, and thunders so that I cannot hear what you say to the contrary.“ „Social Aims“ published in 1875.

einem System, in dem man in Schubladen gesteckt wird, bevor man es weiß.

Hier werden Bedürfnisse unterdrückt, Freude und Entdeckergeist zugunsten von Ruhe und Ordnung eingetauscht und die Neugierde verschwindet von ganz alleine. Wir degradieren unsere Kinder zu Robotern, die Auswendiglernen und Befehle befolgen. Wer aber in der Schulzeit die Freude am Lernen verliert, der wird auch nicht gerne arbeiten. Er wird einen „Job machen", um Geld zu verdienen und sich mit dem Geld, das er für Konsumgüter ausgibt, wieder befriedigen. Er wird unser gesellschaftliches System füttern und dabei unglücklich, doch das sollte nicht das Ziel einer Ausbildung sein.

In der Grundschulzeit lernt das Kind die menschliche Kultur kennen, wird aber nur wie ein Roboter programmiert. Gemeinschaftliches Lernen, Freude, Spaß und Neugierde werden bereits unterdrückt. Der Mensch benötigt sowohl die Gesellschaft als auch seine eigene Autonomie. Beides ist nicht gegeben.

Die weiterführende Schule

Manch ein Kind hat nun bereits den ersten Hau weg. Es hat nicht den Anforderungen von Eltern und Lehrern entsprochen und ist nicht auf der richtigen Schule gelandet oder es hat seine eigenen Bedürfnisse unterdrückt. Statt zu spielen, wie es sich wünschen würde, lernt es am Nachmittag, hat vielleicht schon Nachhilfe oder verbringt mit Lernheften seine Freizeit. Dazwischen wird es im Schwimmunterricht oder beim Fußball bewegt und lernt noch ein Instrument. Sollte es sportlich sein, so kann es außer zum Schwimmtraining vielleicht noch in die Leichtathletik gehen? Fragt man diese Kinder dann, welcher Tag der schönste ist, kommt oft dieser oder jener Tag, denn "da habe ich am Nachmittag frei".

Wir lernen durch FREIES Spiel und auch durch Langeweile. Wir fördern unser Gehirn, wenn wir uns selbst Bilder machen, kreativ werden, und wenn wir Freude daran haben.

Die Lerninhalte unserer Schulen sind teilweise restlos überaltert. Viele Informationen sind gar nicht mehr auf dem neusten Stand, da sich unsere Welt so rasant entwickelt. Wissen Sie, wie lange man in Bayern bei der Umstellung von G9 auf G8 den Stoff von ALTGRIECHISCH diskutierte und sich die Frage stellte, was man nun kürzen könnte?

Wir sprechen, wie gesagt, von Altgriechisch, einer toten Sprache; nicht von Biologie oder Mathematik. Acht Jahre und es war noch kein Ende in Sicht! Nun ja, G8 überlebte nur 13 Jahre und man konnte wieder auf die alten Bücher und Inhalte zurückgreifen, nur neu gedruckt. Aber wie lange wird es dauern, bis das, was unsere Schüler lernen, wieder relevant ist, in unserer schnellen Zeit der langsamen Entscheidungen?

Zwischen 11 und 15 Jahren, also zu Beginn der weiterführenden Schule, entwickelt der Jugendliche die höhere Art des Denkens, das abstrakte, logische Denken. Viele Anteile in der Schule sind zu diesem Zeitpunkt noch gar nicht für die Kinder geeignet und diejenigen, die scheitern, tragen Selbstvorurteile mit sich herum, obwohl nicht sie das Problem sind, sondern der unpassende Lerninhalt. Sie machen sich selbst eine selbsterfüllende Prophezeiung, indem sie sich immer wieder sagen, etwas nicht zu können. Früher hieß es oft, Mathematik sei nichts für Frauen. Ich habe das auch immer gehört und wundere mich jetzt manchmal, wie gerne ich Mathematik eigentlich mag. Aber auch ich habe meine Schulideen und manchmal träume ich noch, man würde feststellen, ich hätte keine Mathematik im Abitur gehabt und müsste dies nun nachholen. Diese Art von Träumen kennen viele. Schulträume begleiten so einige Menschen ein Leben lang.

Oft glauben wir diesen überholten Ideen auch noch und das, obwohl wir immer neue Nervenbahnen entwickeln können. Selbst wenn wir also in einem Bereich schlecht sein sollten, ist das veränderbar.

Mit 12 Jahren geschieht der Großputz. Wer bis dahin seine Neuronen nicht aktiviert hat, der muss sie später wieder bilden. Nervenbahnen, die wir benötigen und benutzen, erhalten eine Myelinschicht - alle anderen nicht - und werden ins Rückenmark gezogen. Der Körper wirft Ballast ab, um sich zu entwickeln. Wer also Sprachen anlegen oder fördern möchte, sollte dies vor zwölf Jahren machen. Wer als Kind Chinesisch hört, tut sich als Erwachsener leichter, es zu lernen.

Beim Spracherwerb sind wir nicht flexibel, da ist der Zug ab einem Alter von zwölf Jahren abgefahren, bei der Muttersprache noch früher, nämlich mit neun. Wer in den ersten neun Jahren keine Sprache erlernt, zum Beispiel weil er niemanden sprechen hört, wird keine Muttersprache erlernen, aber vielleicht eine andere Form der Kommunikation finden, wenn mit ihm kommuniziert wird. Wer bis dahin nicht sprechen kann, wird es nicht mehr lernen.

Zwischen **15 und 20 Jahren** wendet sich der Blick dann nach innen. Leider werden wenig Menschen in unserer Gesellschaft erwachsen und übernehmen Verantwortung - dafür wäre der Blick nach innen gedacht. Wir sind aber in erster Linie im Außen. Vielleicht fehlen uns auch die Vorbilder - oder unseren Kindern. Aber, wie zu Beginn gesagt, das Gehirn kann immer lernen und sich auch verändern. Wir können also aus jeder Sackgasse auch wieder herausgelanggen - wichtig ist nur das Erkennen.

Was wäre wichtig für unsere Kinder

Unsere Gesellschaft ist an einem Kipppunkt. Wir glauben auf der einen Seite, dass alles möglich ist, mit dem andauernden Gefühl, etwas verpasst zu haben, und tuen uns schwer, unseren inneren Kompass zu finden. Auf der anderen Seite haben die Depressionen noch nie so zugenommen und das Motto „das Glas ist halb leer" ist ein gängiges. Wir erziehen unsere Kinder nach dem gleichen Motto, nach dem wir erzogen wurden: „Haste was, dann biste was!" Es geht aber nicht um das Haben, sondern um die Erfüllung. Der Mensch möchte glücklich und erfüllt sein und durch Konsum geschieht dies nur sehr kurzzeitig.

Wir haben verlernt, der Gestalter unseres Lebens zu sein und bringen es unseren Kindern nicht mehr bei. Das Gestalten haben wir meist schon in unserer Kindheit begraben, genauso wie das Spielen. Wir sollten also alles daransetzen, dass es mit unseren Kindern nicht genauso geschieht.

Auch ist unsere Gesellschaft zweckoptimiert und auch das tun wir mit unseren Kindern. Sie sind aber kein Zweck. Sie sind Lebewesen mit Bedürfnissen und unsere Aufgabe sollte sein, sie bedürfnisorientiert zu erziehen. Es geht also darum, die Signale von Kindern wahrzunehmen und angemessen darauf zu reagieren - nicht sie zu ignorieren. Wir reagieren einerseits auf jeden Piep und lassen uns von respektlosen und unhöflichen Kindern auf der Nase herumtanzen, andererseits ignorieren wir ihre tiefen Bedürfnisse. Wir geben ihnen so viele Etiketten, dass wir die Kinder selbst schon gar nicht mehr erkennen.

Gleichzeitig verlieren wir alle die Sicherheit, denn unsere Gesellschaft funktioniert nicht mehr, weil sie zu komplex geworden ist. Die hierarchischen Ordnungen haben sich aufgelöst oder sind im Begriff, dies zu tun. Das, was uns vertraut war und Ordnung gab, bricht nun weg. Es wird komplexer und komplizierter. Gleichzeitig sorgt unsere Ausbildung dafür, dass wir und unsere Kinder nicht lösungsorientiert denken. Das Gegenteil sollten wir ihnen mitgeben!

Eine weitere wichtige Grundlage wäre Würde. Wir müssten sie unseren Kindern beibringen. Würde und Selbstliebe - dann wären die meisten grausamen Dinge dieser Welt passé.

Der Schüler sollte so, wie er ist, anerkannt werden und nicht in eine Box gesteckt und mit vielen Ideen beschriftet werden, wie zum Beispiel: Legastheniker, dumm, langsam.

Bildung bedeutet auch Herzensbildung und wahre Erkenntnis. Der Bankräuber oder trickreiche Börsenmakler kann sehr gebildet sein, auch der Immobilienmakler, der eine Blase verkauft. Er ist sicherlich ein schlaues Kerlchen, es mangelt ihm nur an Moral, Würde und Selbstliebe. Im Zweifel ist er bedürftig und strebt daher nach Macht - auch zum Nachteil anderer. Die Bildung alleine bringt also nichts. Sie muss belebt werden und zur Erkenntnis führen.

Lernlust statt Schulfrust

Wir sollten wieder Freude in die Schule bringen. Wenn wir heute eine neue Schule mit Psychologen, Lernforschern, Hirnforschern und wahren Pädagogen ins Leben rufen würden, so wäre diese zu 95% nicht mehr so, wie unsere aktuellen Schulen es sind.

Lust, Leidenschaft, Neugierde und Freude sollten dabei sein. Bildung ist kein permanenter Stress, sondern Muse.

Qualität statt Quantität wäre wünschenswert

Kinder sind nicht kleine Erwachsene, die man mit Wissen abfüllt und dann nach zwölf oder dreizehn Jahren entlässt, ohne dass sie wissen, wie das normale Leben funktioniert. Ein Kind verbringt drei Viertel seiner wachen Zeit mit Schule und Lernen - und was kommt dabei heraus? Wir begradigen es, statt ihm eine freie und positive Entwicklung angedeihen zu lassen.

„Kinder sollten in Geschichten leben können, deren Ende nicht vorbestimmt ist.“ [37]

Nur das Gegenteil von dem zu tun, was wir bisher getan haben, wäre ein Anfang. Wir befinden uns im 21. Jahrhundert und halten uns an einem System aus dem 19. Jahrhundert fest. Aber benötigen wir den braven Staatsbürger noch, der nach Vorschrift handelt und keine Fragen stellt?

Dazu bedarf es Lehrer, die Didakten sind. Sie sollten sich den Kindern und den Aufgaben ernsthaft zuwenden, neue Wege finden und empathisch sein können. Sie sollten Gestaltungsräume eröffnen und nicht Arbeitsblätter zum Auswendiglernen verteilen.

Wäre es nicht schön, wenn die Schüler mal drei Wochen im Wald leben und sich selbst versorgen würden? In der Gemeinschaft und ohne Handy? Wenn sie selbst herausfinden würden, was man essen kann und wie man ein Zelt oder einen Unterschlupf baut? Wäre es nicht Klasse, sie würden in Gruppen lernen, sich gegenseitig unterrichten und Herausforderun-

[37] Richard David Precht, „Anna, die Schule und der liebe Gott“, 2014

gen gemeinsam meistern? Wer den Stoff kann, macht einen Test und weiter geht's?

Das wäre ein Anreiz. So sitzt derjenige, der es bereits kann, gelangweilt herum, und der andere fühlt sich gestresst. Man könnte den Kindern einen Spielraum geben und sie auch einmal abwesend sein lassen. So könnte man mit der Eigenverantwortung beginnen!

Schulen sollten mit einem lebendigen und altersgerechten Unterricht den Kindern einen entwicklungsfördernden Raum zum Leben und Lernen bieten. Kleine Gruppen, viele Projekte, Interagieren ohne Notendruck. Benötigen wir Zensuren? Brauchen wir andere Menschen, die uns sagen, ob wir gut oder schlecht sind, um uns zu entwickeln? All das sollte hinterfragt werden.

Dinge, die einem wichtig sind, macht man mit einer anderen Wirksamkeit. In diesem Sinne wäre es schön, wenn es Kindern wichtig wäre zu lernen. Keine Pflicht, sondern Kür.

„Kinder sind keine Fässer, die gefüllt,
sondern Feuer, die entzündet werden wollen!" [38]

[38] François Rabelais, Arzt und Priester

All diese Lieblosigkeiten in unserer Ausbildung haben zu vielen Ideen über uns geführt. Viele Probleme oder gar Traumen, die wir haben, hängen mit der andauernden Bewertung und Überforderung zusammen und sind absolut spaßfrei.

Vieles, das Kinder in der Schule und in ihrer Erziehung erleben, bestimmt ihr Erwachsenenleben.

Auch ich habe bei diesem Kapitel über meine Schulzeit nachgedacht und natürlich auch über die positiven Seiten. Nun ja, ich habe mich an den Flügel im Musiksaal und meine Facharbeit in Englisch über Isaac Bashevis Singer und seine Liebe zum Leben erinnert. Immerhin! Beides hat mir sehr viel Spaß gebracht!

Wir laufen Gefahr, uns mit der Definition zu verwechseln, die wir uns gegeben haben.

„Folco, diese Welt ist ein Wunder! Sie ist ein unglaubliches Wunder! Und wenn du es schaffst, dich als Teil dieses Wunders zu fühlen - nicht das Du mit den zwei Augen und den zwei Füssen, sondern das DU, dein innerstes Wesen - was kannst du dann noch wollen? Hm? Was kannst du dann noch wollen? Ein neues Auto?" [39]

13. Wie gelangen wir aus dem Schlamassel?

Nun habe ich unsere deutsche Gesellschaft reichlich negativ gezeichnet. Leider haben gerade die letzten zwei Jahre und die aktuelle Ukraine-Krise mich nicht eines Besseren belehrt.
Ich würde gerne sagen, dass wir viel gelernt haben und eine stark reflektierte, verantwortliche Gemeinschaft sind - aber ich möchte ja nicht lügen. Was mir aber durchaus bewusst geworden ist, ist, dass es Zeit wird, wieder in die Verantwortung zu kommen - sonst gäbe es auch dieses Buch nicht.

Gemeinschaft finden

Vielleicht muss man sich auch erst verirren, um dann die Verantwortung für sich selbst zu erkennen, denn eigentlich kommen wir mit einem großen Urvertrauen zur Welt und dem Wissen, verbunden zu sein. Wir

---

[39] Tiziano-Terzani

waren schließlich neun Monate im Bauch unserer Mutter und könnten ohne Verbundenheit gar nicht überleben. Darauf vertrauen wir intuitiv.
In der Verbundenheit können wir über uns hinauswachsen und es fällt uns leicht, Verantwortung zu übernehmen. Wir finden unsere Antworten in unserer Gemeinschaft.
Je persönlicher unser Umgang mit Menschen ist, je authentischer wir in der Gruppe, die wir uns erschaffen haben, sein können, um so besser wird unsere Kommunikation. Wir entfernen uns in einer guten Unterhaltung davon, uns und andere als „Sachen" zu behandeln, und werden wieder zum Menschen, zum ICH, was uns mit Dankbarkeit erfüllt. Je persönlicher wir sein können, desto ausgeglichener werden wir auch, umso mehr nehmen wir uns an und fühlen uns verstanden. Wir kommen in die Kohärenz, aus der Angst und in die Gesundheit. Wir fühlen uns aufgehoben und verstanden. Auch ein Feind bildet Gemeinschaften, denn nur aus diesen kann er agieren, auch wenn er selbstverständlich immer versucht, die Oberhand zu bewahren.

Wenn Denken, Fühlen und Handeln wieder zusammenpassen und im Einklang sind, dann erfahren wir uns als aufgehoben in unserer Gruppe und in unserem Umfeld. Wir gelangen aus dem Stress, unser Gehirn verbraucht wenig Energie und wir erzielen Kohärenz -

den Zustand, den wir immer erreichen wollen. Dekadenz und Unzufriedenheit sind durch die Inkohärenz gekennzeichnet. Diese führt zur Angst und früher oder später zum Untergang. Deshalb suchen wir uns unsere Gemeinschaft und versuchen, wieder Kontrolle über unsere Ängste zu erlangen, indem wir gemeinsam Lösungen finden und uns gegenseitig unterstützen.
Dieser Kontrollgewinn wirkt wie Dünger und macht unser Netzwerk im Gehirn stabiler. In unserem Gehirn werden Lösungen verankert.
Perfekt wäre es nun noch, wenn wir in unserer Gemeinschaft die Schuld nicht nur im Außen suchen würden. Das ist zwar mit Sicherheit der größte gemeinsame Nenner, verhindert aber auf Dauer den Konsens mit dem Rest der Gesellschaft und wird niemals Brücken schlagen.

Aus der Kraft unserer Gemeinschaft heraus wäre es schön, wenn wir die Festigkeit hätten, auch andere Meinungen zu hören, wahrzunehmen und zu bedenken und vielleicht auch den ein oder anderen Ansatz in unsere Gemeinschaft und in unser Leben zu integrieren.
Die Suche nach Gleichgesinnten soll nicht bedeuten, sich von allem anderen abzuschirmen, sondern Stärke und Vertrauen in uns selbst zu finden.
Auch die Stärke, sich die „andere Seite“ anzusehen.

Da wir in unserer heutigen Erziehung gelernt haben, unsere **Bedürfnisse** zu unterdrücken, ist der erste wichtige Schritt hinaus aus der Krise, diese wieder zu **entdecken**. Wir wollen wieder lebendig werden und unsere Wünsche und Gefühle frei ausleben dürfen. Oft wissen wir gar nicht mehr, was wir eigentlich wollen und was für uns wichtig ist. Noch schwieriger wird es, wenn wir uns die Frage stellen, wofür wir brennen oder was wir von diesem Leben möchten?

Wir nehmen es hin, dass man sich jetzt nicht mehr in den Arm nimmt, keine Nähe mehr zulässt und sich isoliert. Abstand ist „in". Wir sind aber Herdentiere. Wir benötigen die Gemeinschaft, Nähe und Berührung und nur wenn wir unseren Bedürfnissen nachgehen, sind wir auch zufriedene Menschen. Es wurde uns jedoch nicht nur die Berührung genommen. Wir haben es zugelassen, dass unsere Kinder nicht mehr lernen, Mimik zu deuten und in Gesichtern zu lesen, weil diese unter einer Maske verschwinden. Wer den anderen nicht lesen kann, tritt in viele Fettnäpfchen, interpretiert Umstände falsch und gerät in unangenehme menschliche Situationen. Auch nimmt er die positive Seite deutlich weniger wahr, wie zum Beispiel Anerkennung, die in vielen Fällen nur durch Blicke und Gesichtszüge ausgedrückt wird.

In unseren Gesichtszügen finden wir auch oft unsere Gemeinsamkeiten, unsere Zugehörigkeit und unser Vertrauen. Wir haben uns in den letzten Jahren nicht vereint, sondern wir wurden seit 2020 mit der Pandemie getrennt.

Unterdrücken wir unsere Bedürfnisse zu lange (und hier reichen bereits wenige Wochen), so verschwinden sie ganz. Wir erinnern uns an die moderne Babyflasche mit dem Filmchen. Das Bedürfnis, nur dann Nahrung zu sich zu nehmen, wenn man Hunger oder Durst hat, wird gelöscht. Wir haben es überschrieben und es bedeutet einige Mühe, die natürlichen Wünsche wieder in sich zu entdecken. Auch das Wiederentdecken ist ein Prozess, der Zeit benötigt, denn wir müssen unsere Gedanken überschreiben.
Die Veränderung unserer Gesellschaft seit Beginn des Jahres 2020 hat dazu geführt, dass jeder Einzelne sehr viel Energie aufwenden muss, um durch die aktuelle Situation zu kommen. Man verbraucht Energie, wenn man all die Ängste, die postuliert werden, übernimmt, aber erst recht, wenn man diese abwenden will. Permanent verändern sich die Umstände. Andauernd sind wir aufgefordert, unseren Weg aus dem Wirrwarr der Informationen zu finden. Permanent werden wir bedroht. Krankheit, Krieg, Inflation ...
Die Anpassung an all die Regelungen sowie die Medien- und Informationsflut erzeugen Inkohärenz in

uns und nehmen uns unser Verlangen. Dies führt uns in die Angst und Resignation. Wir leben nicht mehr, wie wir es uns vorstellen. Der Weg hinaus ist das Wiedererwecken all unserer Wünsche.
Fragen Sie sich, was Sie wirklich vom Leben möchten, und tun Sie es!

Subversivität

Subversivität ist eine Lösungsmöglichkeit. Wenn wir subversiv handeln, so stellen wir Vorgänge in Frage. Das kann auch bedeuten, eine ganze Gesellschaft zu hinterfragen, Vorgänge einer bestimmten Ordnung oder Handlungsstrategien bezüglich einer Situation, eines Konfliktes oder auch einer Erkrankung. Es bedeutet, dass man nicht alles annimmt, was einem vorgesetzt wird, sondern selbst entscheidet, was richtig und wichtig ist.
Als ich damals meine Diagnose erhalten habe, habe ich weder das Ausmaß, das man damals annahm, noch die Prognose übernommen, sondern mich dagegen gerichtet. Mein Verhalten war also subversiv.

Früher zum Beispiel wussten wir selbst, ob wir gesund sind. Heute benötigen wir einen Test dafür. Man hat uns die Entscheidung abgenommen.
Politiker machen offen damit Werbung, dass sie die Verantwortung für uns übernehmen wollen (mehr

oder weniger) und Pflichten uns Halt geben können, da wir nicht selbst Verantwortung übernehmen müssen. Sie „verkaufen" sozusagen die Abgabe der Verantwortung als Weg ins gelobte Land und in ein besseres Leben.
Bei allen Heilungsgeschichten, die ich kenne, und bei allen großen Lebensgeschichten ist die Eigenverantwortung einer der größten Faktoren. Die Betroffenen sprechen davon, dass sie durch die Selbstverantwortung in die Heilung kamen.

Tun Sie immer im Leben auch, was nicht gestattet ist, solange dieser Weg für Sie wirklich - auch moralisch - vertretbar ist. Wählen Sie einen Weg, der Ihnen liegt, auch wenn es nicht der Weg der Allgemeinheit ist. Fremde Menschen können nicht wissen, was für sie richtig ist, wenn es um ihre Gesundheit geht. Das können nur Sie selbst fühlen. Stehen Sie hinter dem, was Sie machen und tun nicht, was andere Ihnen sagen, sondern was sich für Sie selbst richtig und gut anfühlt und die Welt besser macht. Vertreten Sie, was Sie selbst verantworten können!
Ich würde nicht mehr leben, wenn ich all das getan hätte, was die Menschen für gut und richtig erachteten. Ich lebe, weil ich getan habe, was ich für mich als richtig empfunden habe. Ich habe meine Werte und Überzeugungen gelebt. Damit bin ich in die Kohärenz gelangt und in die Heilung. Inkohärenz bedeutet

auch immer die Möglichkeit, dass der Körper eine Krankheit entwickelt und nicht in die Heilung gelangt.

Wer in sich ruht und auf sich achtet, beginnt schon mit der Verantwortung, denn er tut, was gut für ihn selbst ist, er geht seinen eigenen Bedürfnissen nach. Damit meine ich nun nicht, sich auf Kosten anderer den Geldbeutel zu füllen!
Mit der Erfüllung unserer Bedürfnisse wird unser Leben reicher. Wir kommen aus der Opferrolle und werden zum „Täter" unseres eigenen Lebens. Wir sind der aktive Part und werden nicht gelebt. Wenn wir uns aktiv und liebevoll um uns selbst kümmern, gelangen wir automatisch in die Verantwortung für uns und andere. Somit fällt es uns auch leichter, die Wünsche und Meinungen anderer anzuerkennen.

Raus aus dem Täter-Opfer-Denken

Oft sehen wir in den anderen nur die Täter oder die Bösen, weil wir unsere Eigenverantwortung nicht übernehmen und uns von diesen Menschen herausgefordert fühlen. Sie lösen Gefühle in uns aus, die wir ablehnen und die uns aufbringen. Wir beginnen dann das Täter-Opfer-Konzept, das immer destruktiv ist. Jeder ist anders, als ich es bin, und niemand ist, wer ich bin - daher muss auch niemand genau meiner Meinung sein.

Eine Verbindung entsteht dann, wenn wir unsere Differenzen anerkennen können. Erst dann kommt man in ein wirkliches Gespräch, kann gemeinsam neue Wege definieren, die jeweilige andere Seite verstehen und auch von dieser lernen. Nur so kann man in die Tiefe gehen.
Das Täter-Opfer-Denken ist stark in uns integriert. Ich habe bereits in meinem Buch „Der mentale Einfluss auf unsere Heilung" viel dazu geschrieben, wie wir uns nicht als Opfer unserer Erkrankung sehen sollten und welche Zusammenhänge es zwischen der Beachtung des Opfers und der Aufmerksamkeit gibt. Das Austreten aus einer Opferrolle bedeutet auch immer den Verlust der Aufmerksamkeit und das Aufgeben einer festgefahrenen Meinung (zum Beispiel: Nur die Schulmedizin kann ...; nur die Alternativmedizin kann ...; nur, wer all seine Konflikte gelöst hat, wird ...).
In dem Moment, in dem wir aber eine aktive Rolle in unserem Leben übernehmen und Grenzen wieder überschreiten können, benötigen wir diese Form der Aufmerksamkeit nicht mehr. Wir sind wieder bei uns, wir sind aktiv und die Gestalter unseres Lebens.

Ein kleines Beispiel. Ein Kind schreit, weil es das Interesse der Mutter haben und etwas durchsetzen möchte. Die Mama reagiert nicht auf den Wunsch des Sprösslings und gibt ihm keine positive Aufmerksam-

keit, dafür aber viel negative: Sie schimpft und schreit ebenfalls!
Das Kind entwickelt bald die Idee, dass sowohl positives als auch negatives Interesse gut sind und wird diese Erkenntnis in sein Leben integrieren. Vielleicht lernt es früher oder später auch noch, die Krankheit als Aufmerksamkeitsfaktor zu benutzen, um endlich als Person ein Gefühl des Wahrnehmens, der Anerkennung und der Wichtigkeit zu erlangen. Es wird ihr gleichgültig, ob sie die Aufmerksamkeit nur aufgrund von Druck oder ihrer Geschichte bekommt. Die Menschen setzen sich nicht mit ihr auseinander, weil sie es gerne möchten, sondern weil eine Krankheit im Raum steht oder weil sie auf andere Art und Weise zur Auseinandersetzung gezwungen werden.
Der Selbstwert, der dem Kind oder der späteren Person fehlt, soll im Außen ausgeglichen werden. Ein erzwungenes Interesse wird dieses Defizit aber niemals auffüllen können. Natürlich kann man bei Kindern nur begrenzt von Selbstwert sprechen; Ausgeglichenheit oder Zufriedenheit sind hier vielleicht eher die richtigen Begriffe.

Bei Erwachsenen kann man auch von einer Autonomieangst sprechen. Dabei werden Beziehungen unter Konditionen gestellt. Ich liebe dich nur, wenn ...; ich erkenne dich nur an, wenn ...; ich habe dich nur zum Freund, **wenn** du so bist, wie ich das will!

Die Coronakrise hat uns auch gezeigt, dass viele Verbindungen aufgrund der eingetretenen Spaltung auseinandergegangen sind. Jeder hat auf seiner Ansicht beharrt und wollte seine Position nicht aufgeben oder gar falsch liegen. Die Menschen haben ihre gegenseitigen Konditionen nicht mehr erfüllt.
Es laufen aber meist noch mehr Mechanismen ab. Die Mutter droht zum Beispiel dem schreienden Kind, dass sie Kopfschmerzen bekommt. Sie bedroht mit einer Krankheit und wird selbst zum Opfer der Umstände. Das Kind reagiert ebenfalls: Es drückt seine Bedürfnisse nicht mehr aus, weil es seine Mutter nicht krank machen möchte und implodiert. Es entwickelt Hass. Zuerst gegen sich selbst und später gegenüber anderen. Um damit umzugehen, suchen wir uns dann gerne einen Sündenbock. Meist sind das diejenigen, die nicht unserer Meinung entsprechen oder unsere Ängste triggern.

Hier erinnere ich mich wieder an Adolf Eichmann, der sich nach Führung sehnte, um seine Ängste zu überwinden und die Juden zum Sündenbock all seiner Ängste, mangelndem Selbstwert und Selbstliebe machte, wie ich es in meinem Buch „Zyklus der Angst“ erläutert habe.

Man muss aber gar nicht so weit gehen: In der Coronakrise wurden die „Ungeimpften“ zum Sünden-

bock und zum vermeintlichen Pandemietreiber. Sie wurden zum Grund, warum die angedachte Lösung nicht funktionierte. Das Narrativ war im Grunde sehr einfach: Der Mensch glaubt an ein tödliches Virus und hat kein Vertrauen in seine eigenen (Heilungs-) Fähigkeiten. Er sucht die Lösung im Außen. Dabei findet er sowohl die Politik als auch die Pharmaindustrie, denen er Vertrauen schenkt.
Dieses mangelnde Selbstvertrauen hat sich anscheinend über Jahre der fehlenden Erziehung, Ausbildung und Medizin wie ein Lauffeuer verbreitet. Die einzig validierte Lösung schien die Impfung zu sein und die Annahme, dass man sowohl ein Virus als auch die Angst einfach wegspritzen könne - ein größenwahnsinniges Konstrukt. Als dies scheiterte und zu keinem positiven Ergebnis führte, musste ein Sündenbock gefunden werden. Leider entfernt uns diese Handlungskette sehr weit von einer Lösung und das, obwohl das Leben immer Lösungen bietet.

Hier aber wurde keine Lösung gefunden; indirekt hängt man nur „an der Brust der Politik und Pharmaindustrie" und ist nicht selbstständig. Nicht mein Körper, meine Lebensart und mein Immunsystem können die Lösung sein, sondern ein Mittel im Außen. Funktioniert es nicht, bin ich wieder das Opfer.
Die Tatsache ist, hier muss jeder selbst entscheiden, ob er an einem solchen System partizipieren möchte

oder nicht, ob er weiter Opfer sein möchte oder nicht.

Eichmann hat sein System nie verlassen. Er war und blieb ein Opfer der Angst, bis zu seinem tragischen Ende, der Todesstrafe durch Erhängung. Der Boden verschwand unter seinen Füßen.

Was kann ich tun

Wenn mir eine Situation nicht gefällt, sollte ich mir also immer die Frage stellen: „Was kann ich tun?". Wie reagiere ich? Es liegt in unserer Verantwortung, wie wir auf Situationen reagieren - das gilt auch für unsere aktuelle Situation und für jede weitere. Ebenso für die Bedrohung mit Krankheit oder gar Krieg. Wir können es uns schlecht gehen lassen und in der Angst versinken oder aber aktiv werden. Wenn uns unsere alten Ängste begegnen, so ist es Zeit, diese aufzuarbeiten und auch zum Abschluss zu kommen. Wir können unser ganzes Leben immer wieder dasselbe erleben und uns vor den gleichen Dingen fürchten oder wir gehen diese einmal wirklich an, bearbeiten sie und ziehen einen Schlussstrich darunter - und das müssen wir wirklich wollen! Zu oft haben wir uns an unser Drama gewöhnt und erleben es gewohnheitsmäßig immer und immer wieder.

Die wahre Bewusstseinsschulung liegt darin, etwas zu beenden und nicht jahrzehntelang aufzuarbeiten. Das bedeutet auch, den Mut zu haben, etwas loszulassen. Kampf und Drama, die Überzeugung, ein Opfer zu sein oder dass das Leben es nicht gut mit einem meint, können Gefühle sein, die wir sehr pflegen, auch wenn wir sie eigentlich nicht haben möchten. Wir lassen sie dennoch ungern los. Es bedarf der Achtsamkeit, Selbstkorrektur und Verantwortung, dies wirklich zu tun. Es bedeutet auch, vermeintliche Vorteile loszulassen, wie zum Beispiel die Aufmerksamkeit anderer.

Einen Schlussstrich zu machen, heißt nicht, nicht mehr darüber zu sprechen, sondern in die Neutralität zu gelangen und keine negativen Gefühle mehr mit der Situation zu verknüpfen.

Natürlich können Sie sich vornehmen, mit jemandem, der eine komplett andere Ansicht zum Beispiel zur Corona-Pandemie hat, nicht über die Pandemie zu sprechen. Enorm viele Familien haben das versucht, aber selbst wenn sie nicht darüber sprachen, fühlte es sich so an, als würde es andauernd nur um dieses Thema gehen. Es hing über ihnen in der Luft. Sie vermieden es nur. Indirekt sprachen sie aber ausschließlich darüber. Das Thema war und ist nicht bearbeitet und nicht neutral.

Vermeiden ist nicht einen Schlussstrich ziehen. Vermeiden bedeutet nur, dass der „Geist in der Flasche" („Genie in a bottle") eines Tages wieder entkommt und Sie genausoweit sind wie zuvor.
Ob Sie den „Geist" - Ihr dienstbares Genie - wieder in die Flasche bekommen?

Normalität schaffen

Gleichgültig, ob es in der Pandemie ist, einem Krieg in Europa, in einer Krankheit oder einer anderen Lebenskrise, was immer hilft, ist, eine Normalität zu schaffen. Suchen Sie sich Menschen, mit denen Sie ehrlich sprechen können und sich nicht verstellen müssen. Menschen, mit denen Sie Ihre Ängste und Sorgen teilen können. Sie benötigen zu viel Energie, wenn Sie Ihre Zeit mit Freunden verbringen, die Ihren Weg aus einer Krankheit oder einer bedrohlichen Situation nicht verstehen oder Ängste schüren. Fühlen Sie sich in einem Kreis nicht aufgehoben, so verlassen Sie ihn!
Erschaffen Sie sich eine Gruppe von Mitstreitern mit einer anderen Kultur, einer, die Sie weiterbringt und nicht in Angst versetzt. Es wird Ihnen deutlich besser tun, wenn Sie nur eine kleine Gemeinschaft um

sich haben, diese aber ohne Maske ist - und hiermit meine ich nicht die OP-Maske oder FFP2 Maske, die unsere Gesichter jahrelang verschandelt hat, sondern ich meine einen maskenlosen Auftritt im wahrsten Sinne des Wortes.

Sie sind in einem Kreis, in dem Sie sich nicht verstellen müssen und authentisch sein können. Echt zu sein gibt Ihnen Energie und raubt sie Ihnen nicht. Sich nicht rechtfertigen zu müssen für Ihren Weg, Ihre Ansichten oder Ihr Weltanschauungsbild und nicht andauernd belehrt zu werden, dass Sie falsch liegen, ist wie ein Jungbrunnen! Sie verschaffen sich die Möglichkeit, durch andere zu lernen, Menschen, die Ihnen nicht automatisch nur die eigene Ansicht aufstempeln wollen, sondern mit denen Sie eine tatsächliche Auseinandersetzung und Diskussion führen können. In einer wirklichen Gemeinschaft lernt jeder von jedem und gibt sein Wissen weiter. Nur so entsteht Kultur.

Sie werden in diesen Menschen Kraft finden und sich selbst wieder mehr vertrauen können, gleichgültig, ob es um eine gesundheitliche Entscheidung, eine politische Meinung oder eine Haltung geht. Erschaffen Sie sich eine Gruppe, die auch in der Lage ist, Eigenverantwortung für eine gesellschaftliche Situation zu übernehmen. Lösungen für eine vermeintlich ausweglose Sachlage, eine Zwickmühle oder auch nur eine Gegebenheit, die Sie herausfordert, gemeinsam zu finden, ist ein Weg aus jeder Misere. In der Gemeinschaft unter Gleichgesinnten finden Sie Kraft.

Wieder lernen, wie das Leben geht

Wir sind inzwischen Profis der Ablenkung geworden. Wenige Menschen können noch konzentriert ein Buch lesen. Auch ich tue mich oft schwer, nur bei einer Sache zu sein. Nicht auf die Uhr zu blicken, den nächsten Termin im Blick oder an einen Einkauf, eine Verabredung zu denken. Schnell noch E-Mails zu checken oder sonstige Nachrichten. Wir sind überall erreichbar und selten allein - und dennoch andauernd allein, mangels guter Gespräche. Wir müssen unser Leben neu gestalten, neu kreieren, um nicht dem Trend der Zeit zu erliegen. Nachrichten sind nicht mehr wahr, Meinungen nicht mehr unabhängig, ständig erreichen uns neue Schlagzeilen und immer piept ein Handy. Schaue ich mir die Jugend an, so kann ich mir deren Existenz ohne Smartphone gar nicht mehr vorstellen. Sie sind immer erreichbar - nur nicht für ihre Eltern. Sie sind – genauso wie wir - immer abgelenkt und nehmen selten am wirklichen Leben teil. Wir sehen es bei ihnen - aber ungern an uns selbst.

Wir entdecken uns dann wieder, wenn wir all das reduzieren und ausschalten. Wir jagen von einer Krise zur anderen, den Informationen hinterher. Wir entfernen uns immer mehr von unserem Leben und unserem eigenen Glück. Dieses aber liegt in unserer Verantwortung.

Schalten wir also den Fernseher aus und fangen wir wieder an, aus uns selbst heraus zu leben. Lassen Sie uns unsere Lebendigkeit wieder entdecken – uns fühlen! Wann haben Sie zuletzt auf Ihren Atem geachtet oder eine Pause in Ihren Gedanken wahrgenommen?
Wann haben Sie einfach NICHTS getan - und damit meine ich wirklich NICHTS - oder es einfach getan, weil Sie es gerne tun? Yoga aus Freude und nicht, weil es Sinn macht? Nicht meditiert, um gesund zu werden oder entspannt, sondern um des Meditierens willen? Sport aus Spaß und nicht um zu ... Alles unterliegt mittlerweile einem „um zu". Als Kinder haben wir noch einfach erlebt, haben grundlos im Sand gegraben oder sind durch den Wald geschlendert. Nun, das tun Kinder heute auch schon lange nicht mehr.
Wann sind Sie zuletzt Rad gefahren ohne Ziel? Wann waren Sie ganz bei sich? Eine unangenehme Frage, ich weiß. Werden Sie wieder zum Kind! Entdecken Sie wieder die Neugierde und Freude eines Kindes!

Der Nachteil unseres Dauerhandelns ist, dass wir uns nicht mehr wahrnehmen. Wir machen uns zu einem Objekt. Es geht nicht mehr um uns, sondern nur noch um vermeintliche Werte. Wir erfüllen die Anforderungen. Wir entsprechen den Erwartungen. Wir folgen der Belehrungen. Wir laufen hinterher und immer weiter von uns weg. Wir degradieren uns zum Objekt, unterdrücken und verlernen unsere Gefühle und wundern uns selbst über die daraus folgende Lieblosigkeit in unserem Leben. Wir mögen uns meist selbst nicht mehr. Wenn man sich aber mag, wird man liebevoller – auch im Umgang mit anderen. Wer wieder liebevoll mit sich selbst umgeht, lässt auch seine Gefühle zu. Er nimmt sich wieder wahr und stellt sein Ich wieder in den Vordergrund. Er lernt dadurch, auch andere wieder wirklich wahrzunehmen. Es ist schmerzhaft, wenn man nicht mehr wahrgenommen wird, denn wir alle haben ein Bedürfnis nach Verbundenheit. Leben wir diese nicht mehr, so verlieren wir unsere Lebendigkeit und erschaffen uns Stress. Wir möchten unsere Anerkennung durch Erfolg erhalten, besser sein, die bessere Meinung haben. Mehr Wissen, mehr Geld, mehr Erfolg, mehr Kinder, mehr, mehr, mehr. Von allem mehr und von uns selbst immer weniger. So entsteht die Ersatzbefriedigung. Der Urlaub, das tollere Auto, die Medien, der Alkohol, die Tabletten oder auch die Krankheit.

Daher tun Sie nicht, was Ihnen nicht guttut! Achten Sie auf sich und stellen Sie sich wieder in den Mittelpunkt. Wer das tut, der übernimmt automatisch Verantwortung. Er kümmert sich um andere. Wer bei sich ist, der schadet niemandem. Er kann nur dann schaden, wenn er nicht bei sich ist. Wer in der Verantwortung ist, wird keine Umweltsau, möchte seine Mitlebewesen nicht quälen und verhält sich dementsprechend. Er ist im Einklang mit sich und der Welt. Mit der Natur.

In der Bibel findet man den Spruch: „Be transformed by the renewing of your mind."[40], was bedeutet, dass man durch die Erneuerung seines Geistes verwandelt werden möge.
Harry Palmer drückt es so aus: „Überzeugungen erschaffen Erfahrungen".

Um aber überhaupt zu wissen, was man denkt, muss man erst einmal den Lärm um sich herum reduzieren, ansonsten kann man selbst nichts mehr hören. Nun, wie meine Kinder sagen, ich bin nicht „multitasking". Wenn ich zum Beispiel einen Weg suche und mich verfahren habe und das Navi gerade keinen Sinn mehr für mich ergibt, so muss ich das Radio ausschalten,

---

[40] Romans 12:2

weil ich mich sonst noch mehr verfahre. Hintergrundgeräusche stören mich beim Finden des Weges. Das ist im „echten Leben" nicht anders. Manchmal erfasst uns ein Stressgefühl oder etwas macht uns Angst und wir wissen eigentlich gar nicht, was die Ursache ist oder das Gefühl darunter. Ich möchte zwar nicht andauernd Corona erwähnen, aber es ist dennoch ein gutes Beispiel. Es gab eine generelle Angst, aber bei jedem sah diese unterschiedlich aus. Der eine hatte Angst vor Ausgrenzung, der nächste vor der Beatmung, der übernächste vor Long-Covid, ein anderer vor Diktatur und wieder andere vor der Impfung. Und natürlich liegt auch unter diesen Ängsten wieder bei jedem etwas anderes. Der eine hat einen Großvater, der schon im KZ war und fühlt sich bedroht, der nächste hatte einen Vater, der beatmet wurde und der übernächste ein Kind mit Impfschaden. Jeder hat sich also seine eigene Geschichte erzählt und bei allem äußerte es sich mehr oder weniger im gleichen Gefühl.

Es ist also wichtig, zuerst herauszufinden, welche Geschichte wir uns erzählen und was wir denken. Unsere Erfahrungen werden sich unseren Überzeugungen anschließen. Wir werden unsere Beweise suchen. Die einen werden viele Impfschäden finden, die anderen viele kennen, die an Corona gestorben sind und diejenigen, die keine Medien konsumiert haben, werden sich über beide Seiten wundern.

Seit ich mich mit Krebs auseinandersetze, meine Bücher schreibe, Interviews führe und Krebsgruppen leite, habe ich viele krebskranke Menschen in meinem Leben. Sind es mehr geworden? Sicherlich, aber nicht so viel mehr, als dass diese alle in mein Leben treten, denn ich habe meine Aufmerksamkeit verändert. Wird es mir also eines Tages zu viel, so sollte ich wieder meine Aufmerksamkeit verändern. Dafür muss ich aber erkennen, worauf meine Beobachtung liegt und dafür den Lärm um mich abstellen.

Ruhe ins Leben bringen

Aber wie mache ich das? Man muss aufhören. Gerade das fällt uns schwer. Wenn ich den Eindruck habe, dass ich etwas nicht vertrage oder es mir zu viel wird, dann muss ich Schluss damit machen. Ich muss es tun und nicht die anderen. Ich vertrage zum Beispiel keine gruseligen Filme. Ich bin mittlerweile auf einem Niveau, auf dem mir wohl auch schon ein „Tatort“ zu gruselig wäre. Nun, die Lösung ist nicht, mich beim Fernsehen zu beschweren, dass ihre Filme zu grausam sind oder aber es einfach durchzuhalten. Die Lösung ist aufzuhören oder, wenn es Netflix ist, einfach vorzuspulen! Filme, die meine drei Männer gemeinsam lieben, kann ich mir auch erzählen lassen, denn ohne dramatischen Ton und Bild habe ich kein Problem. Also man muss lernen, „Stopp" zu sagen und dann auch aufhören, weiter zu konsumieren. Stresst mich das Weltgeschehen, so kann ich mein Wissen bei einem Sender oder in einer Zeitung auffrischen und dann auch wieder aufhören. Ich kann meine Zeit reduzieren oder ich lasse es ganz. Das ist meine Entscheidung. Die Verantwortung liegt bei mir als Konsument, nicht beim Produzenten. Ich höre also auf, Dinge zu tun, die mich zusätzlich stressen oder ängstigen und verschaffe mir somit Ruhe. Ich versuche, bewusst meine Sorgen zu reduzieren oder aber in ein Zeitfenster zu legen, wo ich gut damit umgehen kann. Wenn mich die Medien abends stressen und zu einer schlaflosen Nacht führen, dann kann ich es mir anders einteilen, indem ich nur noch morgens Nachrichten sehe oder das Internet nutze. Ich diszipliniere mich und erkenne, was gut und was schlecht für mich ist. Gleichzeitig steigere ich das Positive in meinem Leben und mache Dinge, die mir Freude machen. Freude werde ich auch erhalten, wenn ich anderen Menschen Freude mache. Ein Kompliment, eine Blume, einen Gefallen - und die Welt bekommt positivere Aspekte.

Im Yoga und in der Meditation lernen wir, im Moment zu leben. Im Moment ist meist alles gut und völlig in

Ordnung, beunruhigen tun uns eher unsere Gedanken über die Zukunft oder die Vergangenheit. Während wir uns jedoch auf unseren Atem konzentrieren, merken wir, wie selbstverständlich er ist und wie er uns trägt. Wir können uns absolut auf ihn verlassen. Wir können uns sicher sein, dass nach dem Einatmen das Ausatmen folgt und darauf vertrauen. Das Leben schenkt uns viele solcher Beweise dafür, dass eigentlich alles völlig in Ordnung ist und alles gut gehen wird. Das Leben findet immer eine Lösung. Der Moment ist immer gut und selbst wenn Sie nun sagen, „Aber wenn ich sterbe, das kann doch nicht gut sein?". Kann es. Lesen Sie über Nahtoderfahrungen. Im Moment, in dem wir sterben, ist alles gut. Dieser Moment ist vergleichbar mit einer tiefen Meditation. Es gibt keinen Schmerz, keinen Ärger, keine Wut - nur das absolute wohlige Nichts und ein Gefühl von großer Liebe.

So gesehen wird alles gut. Sie können darauf vertrauen. Das Leben bietet immer eine Lösung.

„Der freie Wille: Vor der Vernunft ist er nicht zu erweisen, aber doch muß man ihn fordern, sonst hört alle Selbstverantwortung auf." [41]

14. Resümee

Ich habe mich eine Weile lang um mein letztes Kapitel gedrückt. Schließlich ist es der Abschluss des Buches. Es soll nicht „irgendwie" werden, sondern eben der letzte Akt. Mein Anspruch hierbei ist ein gesellschaftskritisches Ende mit schwerwiegenden Aussagen.

Andererseits erinnere ich mich immer eher an Geschichten. Schon als ich studiert habe, hörte ich meinen Strafrechtsprofessor in meinem inneren Ohr, wenn ich einen Fall lösen wollte und über den Vorsatz nachdachte: „Handelt der sinnlos herumrollende Betrunkene mit Vorsatz? Übernimmt er Verantwortung? Kann man sich betrinken, um aus der Haftung zu gelangen?"

Diese Fragen sind mir auch noch nach 30 Jahren in Erinnerung, all die anderen sensationellen und intellektuellen Ausführungen in meinem Studium jedoch nicht. An seine vielen Straffälle-Geschichten oder „Max und Moritz strafrechtlich gesehen" erinnere

[41] Wilhelm Busch (1832 - 1908), deutscher Zeichner, Maler und Schriftsteller | Aphorismen, Reime und Sinnsprüche

ich mich sehr wohl. Daher sollte vielleicht auch ich lieber tun, was ich kann: Geschichten erzählen und Vergleiche anstellen!

Als ich also über meinen intellektuellen Abschluss, das großartige Resümee meines Buches nachdachte, erhielt ich einen Anruf und die Anruferin erzählte mir ganz einfach das Ende meines Buches! Und daran möchte ich Sie - liebe Leser - doch teilhaben lassen!

Ich hatte die Anruferin und ihren Mann vor einigen Monaten beraten. Zufälligerweise - oder, wie die Anruferin glaubt, war es Fügung - hatten sie sich im Haus meiner Mutter in die Einliegerwohnung eingemietet. Der Ehemann wurde während dieser Zeit im Kompetenzzentrum - oder in Neu-Deutsch im „Comprehensive Cancer Center CCCLMU" - operiert. Drei Wochen später sollte alles wieder gut und das Ehepaar auf dem Weg nach Österreich sein.

Der Ehemann, ich nenne ihn liebevoll „Mr. Eisbein", hatte Darmkrebs und die Ehefrau klare Vorstellungen, wie dieser zu heilen war. Die beiden waren in ihren gegenseitigen Standpunkten einige Lichtjahre voneinander entfernt. Sie glaubte an Heilung, an Alternativen, Ernährung, Geist, Einstellung, Sport und Kräuter. Er liebte das Grillen, das Eisbein und die gängige Schulmedizin - alles andere war seiner

Meinung zufolge eher sentimentaler Humbug. Die Dinge sind, wie sie sind.
Der Mensch wird repariert wie eine Maschine - und dann akzeptiert man, was da kommt. Selbstermächtigung, Ernährung und Psyche spielten für ihn keine Rolle. Es ist, wie es ist und kann nicht anders sein, weil es nicht anders ist. Ende.

Nun kam es zum Zufall: Meine Mutter erzählte mit stolzgeschwellter Brust von meiner Heilung, wobei sie diese mit Sicherheit noch etwas aufgehübscht und außergewöhnlich gemacht hat. Mr. Eisbein hatte bisher seine Frau damit ruhiggestellt, dass niemand geheilte Menschen kenne, und wenn, dann lebten sie irgendwo in Amerika und kein Mensch wusste, wie es ihnen wirklich ging. Nun hatte die Ehefrau also die Trümpfe in der Hand, denn ich bin auch noch in München geboren - ein waschechter Bayer wie Mr. Eisbein auch. Sie fand, es gäbe keinen besseren Beweis für Heilung und dafür, dass alles möglich wäre, wenn man die Verantwortung selbst in die Hand nähme. Schließlich war ich echt.
Mr. Eisbein war eher weniger beglückt, denn jetzt fing mit seiner Frau alles wieder von vorne an - und schließlich kannte er die Krankheit, denn er hatte seine Mutter bis zum Schluss gepflegt - was wusste also seine Frau?

Nun, es folgte das ein oder andere Drama und Operationen, die nicht ganz so ausgingen, wie man es erwartet hatte. Sie lebten nicht drei Wochen, sondern Monate im Haus meiner Mutter.

Seiner Frau zuliebe, ließ er sich von mir einen Homöopathen empfehlen und machte die ein oder andere gute Erfahrung mit der neuen Art der Medizin und der Tatsache, dass man ihm zuhörte.
Dennoch folgte ein Drama dem anderen. Die Ehefrau versuchte alles, um ihn zu überzeugen. Sie ließ sich von mir beraten, wobei Mr. Eisbein wahlweise die Augen rollte oder mich gerade noch tolerierte. (Ich weiß es natürlich nicht, aber sagen wir mal, er fand es nett, dass seine Frau sich das Herz ausschütten konnte und er dabei souverän im Hintergrund blieb.) Selbstverständlich hatten die Ehefrau und ich die Weisheit mit Löffeln gefressen und viele gute Ideen, die er geduldig anhörte – um dann genau das Gegenteil zu tun!

Bald ging es ihm aber echt schlecht. Der Pflegedienst erzählte meiner Mutter andauernd, er würde bald sterben. Prompt rief meine Mutter mich an und jammerte, dass er jetzt bald sterben würde und DAS in ihrem Haus! Sie beschrieb mit großer Leidenschaft, wie dünn er doch jetzt war, wie viele Schläuche es gab und was alles im Haus los war. Auch der Pflegedienst hätte gemeint, dass das *chancenlos* sei - und der musste es ja wissen! Er würde bald sterben! Sehr bald! „Das wird nichts mehr!"

Die Ehefrau machte einen weiteren Vorstoß und Mr. Eisbein ließ sich also beraten. Wir hatten ein großartiges Gespräch. Er gab mir das Gefühl, dass er ganz bei mir war, und ich freute mich für seine Frau über den Durchbruch. Er wollte reisen, wurde aber künstlich ernährt und lag im Bett. Er konnte noch nicht einmal bis ins Bad laufen - also keine gute Voraussetzung. Nach den vielen Wochen der künstlichen Ernährung sprachen wir über den Übergang zu einer natürlichen, heilsamen Ernährung und einigten uns auf ein paar krebshemmende Lebensmittel. Am nächsten Tag war es so weit und die Magensonde konnte gezogen werden.

Als ich seine Frau das nächste Mal sprach und fragte, ob alles funktioniert hatte wie besprochen, sagte sie: „Na ja, er hat sich direkt bei euch in der Brauerei ein Eisbein bestellt und mich geschickt, es abzuholen."
Nun, ich würde sagen, eine klitzekleine Beratungsresistenz mit Ernährungsabweichung. Das Eisbein machte große Freude, führte zu dramatischen Bauchschmerzen und ein paar anderen Folgen.

Zusammenfassend kann man wohl sagen, dass er aus meinem Gespräch nichts gezogen hatte - oder aber ein völliges Versagen meinerseits - ganz wie man will. Etwas später rief mich seine Frau wieder an. Sie war aufgelöst, denn: „Nichts hat er angenommen aus dem Gespräch, nichts! Was er aber gehört hat, ist: Ziele setzen, vorwärts denken und tun, was einem guttut! Wenn man sich ein Ziel gesetzt hat, einen eigenverantwortlichen Plan machen."

Mr. Eisbein hatte dazu verschiedene Ideen. Die erste war, in Deutschland ein bisschen Urlaub zu machen. Dafür hatte er zwei oder drei Hotels ausgesucht. Seine Frau musste die Pflege und die Kunstnahrung besorgen. Sie lud den Bus voll und Mr. Eisbein, der kaum sitzen konnte, fuhr los. Sie bekam fast einen Nervenzusammenbruch.

Da das Ganze so gut funktionierte, war das nächste Ziel Teneriffa. Die Frau sagte entschieden, sie könnte nicht all die Kunstnahrung, den Pflegedienst, den Rollstuhl *et cetera* nach Teneriffa schleppen. Auch läge er noch im Bett und im Flieger müsste man schließlich sitzen. Sie könnte nicht mehr. So ging das nicht!

Bald aber saß er! Schnell war die Kunstnahrung weg und er übte sich auf dem Weg ins Bad. Er erinnerte sich an meinen Satz „...dann stehst du auf und übst!" Und er tat es!

Ein paar Wochen später erhielt ich eine Nachricht aus Teneriffa. Seine Frau schrieb, sie wüsste nicht, wie sie das finden sollte, aber sie wären gerade angekommen und ihr Mann säße auf dem Dach und würde die Solaranlage reparieren. Ihr Mann hätte nur gemeint, ich hätte gesagt, er würde alles können, wenn er sich ein Ziel setzen und daran arbeiten würde. Die Frau rollte wohl nun die Augen und fragte sich, ob das mit der Beratung doch ein Fehler gewesen wäre. „Was, wenn er jetzt vom Dach fällt? Ist das jetzt gut?"

Bald bekam ich eine weitere Nachricht: Ihr Mann hatte sich nicht nur vom Grillen getrennt, sondern auch von Fleisch! Fisch und Meeresfrüchte würde er aber noch essen. Die Meeresfrüchte beunruhigten seine Frau sehr, aber ich riet ihr, sie solle ihn lassen. Es käme der Moment, wo er selbst etwas ändern wollen würde.

Die nächste Nachricht verblüffte mich komplett: Mr. Eisbein hatte sich entschieden, Teneriffa zu verlassen, zwei Wochen zu Rüdiger Dahlke nach Österreich zu gehen und - gemeinsam mit seiner Frau - einen Gourmet roh-veganen Kochkurs zu machen!

Seine Frau merkte an, dass sie sich roh-vegan nicht ganz so vorgestellte hätte und sie leicht überfordert in Anbetracht der Kochkünste der Teilnehmer war. Aber, so schrieb sie: „Falls Sie mal wieder jemanden haben, der Fleisch so liebt wie mein Mann und vollkommen unvernünftig ist, dann schicken Sie ihn doch in den Kochkurs zu Rüdiger Dahlke! Wer meinen Mann überzeugen kann, der überzeugt jeden!"

Acht Monate nachdem er bereits tot sein sollte, nahm Mr. Eisbein also die Verantwortung erneut an und wurde Roh-Veganer. Er hatte entschieden, nicht zu sterben und stattdessen etwas ganz Neues kennenzulernen. Er handelte wie der König, der bei Regen seine Gummistiefel anzieht – gleichgültig was andere sagen.
Chapeau!

Stufen

Wie jede Blüte welkt und jede Jugend
Dem Alter weicht, blüht jede Lebensstufe,
Blüht jede Weisheit auch und jede Tugend
Zu ihrer Zeit und darf nicht ewig dauern.
Es muß das Herz bei jedem Lebensrufe
Bereit zum Abschied sein und Neubeginne,
Um sich in Tapferkeit und ohne Trauern
In andre, neue Bindungen zu geben.
Und jedem Anfang wohnt ein Zauber inne,
Der uns beschützt und der uns hilft, zu leben.
Wir sollen heiter Raum um Raum durchschreiten,
An keinem wie an einer Heimat hängen,
Der Weltgeist will nicht fesseln uns und engen,
Er will uns Stuf´ um Stufe heben, weiten.
Kaum sind wir heimisch einem Lebenskreise
Und traulich eingewohnt, so droht Erschlaffen;
Nur wer bereit zu Aufbruch ist und Reise,
Mag lähmender Gewöhnung sich entraffen.
Es wird vielleicht auch noch die Todesstunde
Uns neuen Räumen jung entgegen senden,
Des Lebens Ruf an uns wird niemals enden,
Wohlan denn, Herz, nimm Abschied und gesunde!

- Hermann Hesse -

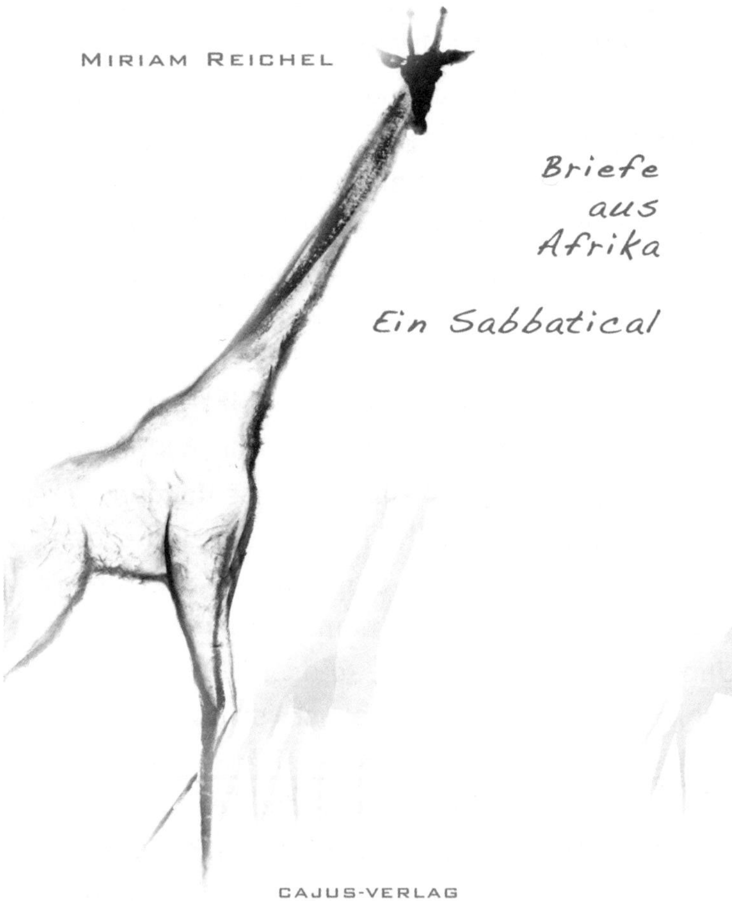
Miriam Reichel
Briefe
aus
Afrika
Ein Sabbatical
Cajus-Verlag

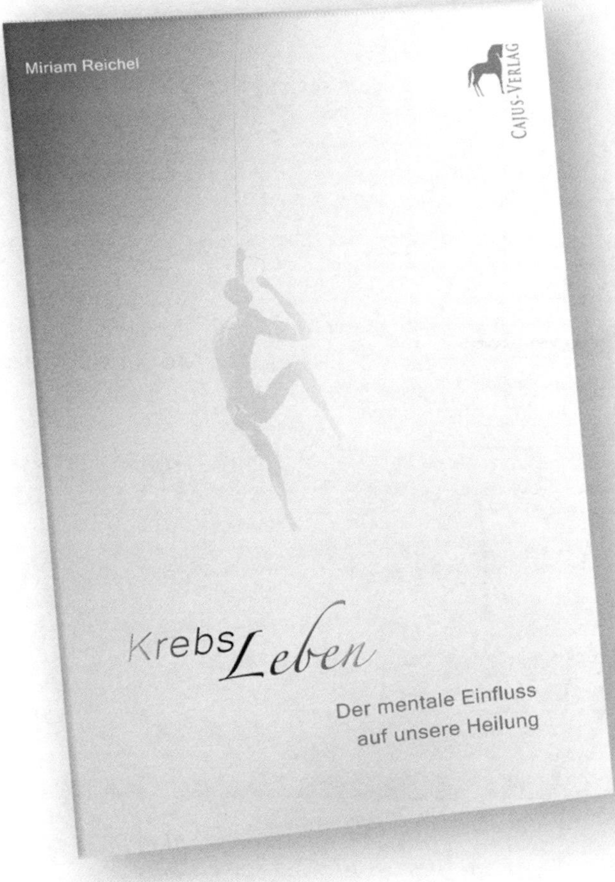
Miriam Reichel
CAJUS-VERLAG
KrebsLeben
Der mentale Einfluss
auf unsere Heilung

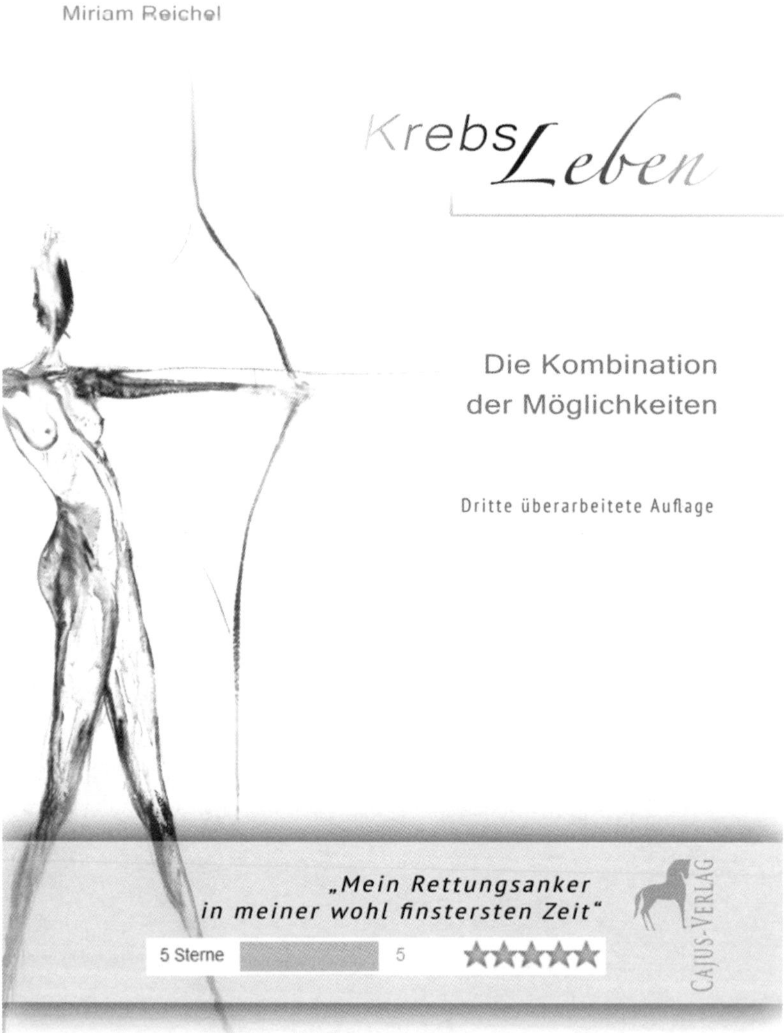
Miriam Reichel
KrebsLeben
Die Kombination
der Möglichkeiten
Dritte überarbeitete Auflage
„Mein Rettungsanker
in meiner wohl finstersten Zeit“
5 Sterne
5
CAJUS-VERLAG

Miriam Reichel

Krebs*Leben*

Zyklus der Angst

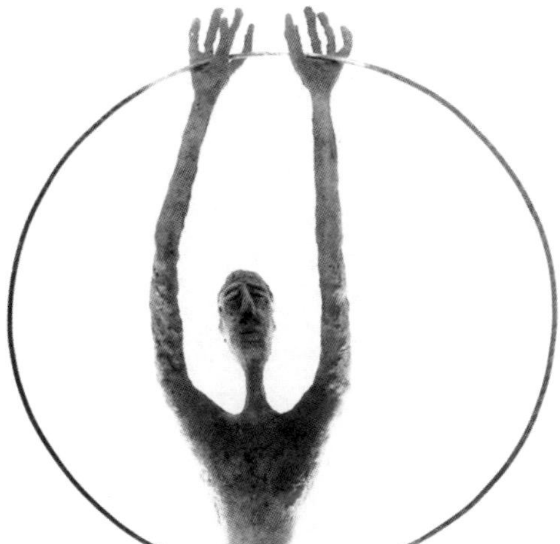

CAJUS-VERLAG

Sie finden meine Interviews auf YouTube, Spotify und allen wichtigen Podcast-Anbietern unter: KrebsLeben oder unter www. miriam-reichel.com

Auf Facebook finden Sie mich unter:
Krebsschere-Miriam Reichel
Auf Instagram unter: **Miriam.Reichel**

Ich biete regelmäßig online Begleitungen an - einzeln oder in Gruppen - sowie Retreats. Näheres finden Sie auf meiner Webseite: www. miriam-reichel.com